ACIDENTES RADIOLÓGICOS

Editora Appris Ltda.
1.ª Edição - Copyright© 2024 da autora
Direitos de Edição Reservados à Editora Appris Ltda.

Nenhuma parte desta obra poderá ser utilizada indevidamente, sem estar de acordo com a Lei nº 9.610/98. Se incorreções forem encontradas, serão de exclusiva responsabilidade de seus organizadores. Foi realizado o Depósito Legal na Fundação Biblioteca Nacional, de acordo com as Leis nos 10.994, de 14/12/2004, e 12.192, de 14/01/2010.

Catalogação na Fonte
Elaborado por: Dayanne Leal Souza
Bibliotecária CRB 9/2162

R788a
2024

Rosa, Paola da Costa
Acidentes radiológicos / Paola da Costa Rosa. – 1. ed. –
Curitiba: Appris, 2024.
125 p. : il. color. ; 21 cm. – (Coleção Ensino de Ciências).

Inclui referências.
ISBN 978-65-250-6405-5

1. Radiação ionizante. 2. Vítimas de radiação. 3. Radioatividade - medidas de segurança. I. Rosa, Paola da Costa. II. Título. III. Série.

CDD – 539.2

Livro de acordo com a normalização técnica da ABNT

Appris editora

Editora e Livraria Appris Ltda.
Av. Manoel Ribas, 2265 – Mercês
Curitiba/PR – CEP: 80810-002
Tel. (41) 3156 - 4731
www.editoraappris.com.br

Printed in Brazil
Impresso no Brasil

Paola da Costa Rosa

ACIDENTES RADIOLÓGICOS

Appris editora

Curitiba, PR
2024

FICHA TÉCNICA

EDITORIAL Augusto Coelho
Sara C. de Andrade Coelho

COMITÊ EDITORIAL Ana El Achkar (Universo/RJ)
Andréa Barbosa Gouveia (UFPR)
Antonio Evangelista de Souza Netto (PUC-SP)
Belinda Cunha (UFPB)
Délton Winter de Carvalho (FMP)
Edson da Silva (UFVJM)
Eliete Correia dos Santos (UEPB)
Erineu Foerste (UFES)
Erineu Foerste (Ufes)
Fabiano Santos (UERJ-IESP)
Francinete Fernandes de Sousa (UEPB)
Francisco Carlos Duarte (PUCPR)
Francisco de Assis (Fiam-Faam-SP-Brasil)
Gláucia Figueiredo (UNIPAMPA/ UDELAR)
Jacques de Lima Ferreira (UNOESC)
Jean Carlos Gonçalves (UFPR)
José Wálter Nunes (UnB)
Junia de Vilhena (PUC-RIO)
Lucas Mesquita (UNILA)
Márcia Gonçalves (Unitau)
Maria Aparecida Barbosa (USP)
Maria Margarida de Andrade (Umack)
Marilda A. Behrens (PUCPR)
Marília Andrade Torales Campos (UFPR)
Marli Caetano
Patrícia L. Torres (PUCPR)
Paula Costa Mosca Macedo (UNIFESP)
Ramon Blanco (UNILA)
Roberta Ecleide Kelly (NEPE)
Roque Ismael da Costa Güllich (UFFS)
Sergio Gomes (UFRJ)
Tiago Gagliano Pinto Alberto (PUCPR)
Toni Reis (UP)
Valdomiro de Oliveira (UFPR)

SUPERVISOR DA PRODUÇÃO Renata Cristina Lopes Miccelli
PRODUÇÃO EDITORIAL Bruna Holmen
REVISÃO Isabel Tomaselli Borba
DIAGRAMAÇÃO Andrezza Libel
CAPA Mateus Porfírio
REVISÃO DE PROVA Sabrina Costa

COMITÊ CIENTÍFICO DA COLEÇÃO ENSINO DE CIÊNCIAS

DIREÇÃO CIENTÍFICA Roque Ismael da Costa Güllich (UFFS)

CONSULTORES Acácio Pagan (UFS)
Gilberto Souto Caramão (Setrem)
Ione Slongo (UFFS)
Leandro Belinaso Guimarães (Ufsc)
Lenice Heloísa de Arruda Silva (UFGD)
Lenir Basso Zanon (Unijuí)
Maria Cristina Pansera de Araújo (Unijuí)
Marsílvio Pereira (UFPB)
Neusa Maria Jhon Scheid (URI)
Noemi Boer (Unifra)
Joseana Stecca Farezim Knapp (UFGD)
Marcos Barros (UFRPE)
Sandro Rogério Vargas Ustra (UFU)
Silvia Nogueira Chaves (UFPA)
Juliana Rezende Torres (UFSCar)
Marlécio Maknamara da Silva Cunha (UFRN)
Claudia Christina Bravo e Sá Carneiro (UFC)
Marco Antonio Leandro Barzano (Uefs)

*Aos meus pais, Pedro da Costa Rosa e Cleusa Aparecida Costa Rosa,
por me ajudarem a ser quem sou.*

APRESENTAÇÃO

Os temas relacionados a radiações e radioatividade costumam despertar temores na população, em grande parte devido a eventos históricos marcantes e desastres associados a esses fenômenos físicos. Marie e Pierre Curie, cientistas que descobriram a radioatividade, foram laureados com o Prêmio Nobel em 1903. Durante seu discurso na cerimônia em Estocolmo, Pierre destacou:

> Pode-se imaginar que o rádio pode tornar-se muito perigoso em mãos criminosas, e isso levanta a questão sobre se a humanidade deve conhecer os segredos da Natureza, se ela está pronta para usufruir desse conhecimento ou se esse conhecimento não será prejudicial para ela. [...] Eu sou um daqueles que acreditam, como Nobel, que a humanidade obterá mais benefícios do que prejuízos com as novas descobertas (Pierre, [2018]).

No discurso de Pierre Curie, ele expressa preocupações sobre os potenciais aspectos destrutivos do fenômeno físico em questão. Os eventos de Hiroshima e Nagasaki, em agosto de 1945, confirmaram as apreensões do cientista, e anos depois, o desastre nuclear de Chernobyl, em 1986, consolidou no imaginário coletivo a demonização da tecnologia nuclear. O Brasil também teve seu "Chernobyl" particular no ano seguinte, tornando-se palco do pior evento radiológico já registrado fora de instalações nucleares.

Desde o desenvolvimento das armas nucleares pelo Projeto Manhattan, foi possível sintetizar elementos radioativos que ampliaram as aplicações das tecnologias nucleares para ambientes civis, sendo atualmente essenciais para a sociedade. Esses elementos radioativos sintéticos podem ser produzidos com características específicas para aplicações na indústria, medicina e pesquisa, como tempos de meia-vida variados, diferentes faixas de energia, alta atividade radioativa e espectros de radiação específicos. Esses avanços destacam os aspectos positivos da descoberta dos segredos da natureza, contribuindo significativamente para o progresso da medicina e da ciência em geral.

Porém, de fato, tão logo expandimos as áreas de aplicação das tecnologias nucleares, os eventos e registros de lesões radioinduzidas e situações de letalidade passaram a ser registrados pelos órgãos responsáveis pela regulamentação e supervisão de uso e segurança contra radiações. O que não significa que o fenômeno seja um problema, mas sim a forma como se usa, o que quase sempre acontece por falta de preparo para gerenciamento e administração de ambientes que contam com o uso da tecnologia em questão.

Eu costumo dizer aos meus alunos que os acidentes envolvendo radiação são semelhantes a acidentes aéreos. São raros, e o uso de radiações é geralmente muito seguro e indispensável. No entanto, quando ocorrem, são extremamente marcantes devido à gravidade e à intensa cobertura midiática, gerando medo. Cada evento tem características únicas, tornando difícil prever quando e como um novo evento pode acontecer, embora muitos compartilhem causas comuns.

Durante meu período de pós-graduação em proteção radiológica, decidi trabalhar esse tema na minha monografia. Meu objetivo era identificar esses eventos com base no banco de dados disponibilizado pela IAEA e entender suas causas e desfechos. O resultado dessa pesquisa culminou neste livro, que agora apresento a vocês. Busquei simplificar algumas partes para torná-lo menos acadêmico, permitindo que não apenas especialistas, mas também o público em geral possa aproveitar o conteúdo. Assim como eu, muitos anos atrás, fazia parte desse público geral e, graças a esse tema, segui carreira na área de radiações, espero que outras pessoas interessadas no assunto possam acessar e usufruir da mesma oportunidade.

Espero contribuir para que o leitor compreenda a natureza desses eventos e perceba que são situações específicas e raras. Desejo fornecer informações que ajudem a identificar notícias sensacionalistas e alarmistas sobre os riscos reais. Essa também é minha motivação para realizar divulgação científica por meio das mídias digitais, pelo programa "Radiação para Leigos", que convido você a conhecer (basta procurar pelo navegador de internet e você encontrará meu canal). Agora, essa divulgação está se expandindo para a literatura, e espero que este livro seja o primeiro de muitos.

Um abraço muito irradiado para você,

Paola

LISTA DE SIGLAS

CNEN	Comissão Nacional de Energia Nuclear
IAEA	International Atomic Energy Agency - Agência Internacional de Energia Atômica
ICRP	International Commission on Radiological Protection - Comissão Internacional de Proteção Radiológica
ICRU	International Commission on Radiation Units and Measurements - Comissão Internacional de Unidades e Medidas de Radiação
OMS	Organização Mundial de Saúde
RADEV	Database on Unusual Radiation Events - Banco de dados de Eventos Radiológicos Incomuns
SAR	Síndrome Aguda das Radiações
UNSCEAR	United Nations Scientific Committee on the Effects of Atomic Radiation – Comitê Científico das Nações Unidas sobre Efeitos da Radiação Atômica

SUMÁRIO

1
INTRODUÇÃO 17

2
TIPOS DE FONTES E SUAS APLICAÇÕES 21
2.1 FONTES USADAS NA INDÚSTRIA 23
2.2 FONTES USADAS EM RADIOTERAPIA 27

3
EFEITOS BIOLÓGICOS DAS RADIAÇÕES 31
3.1 REAÇÕES TECIDUAIS 31
3.2 EFEITOS ESTOCÁSTICOS 33

4
GRANDEZAS E UNIDADES EM PROTEÇÃO RADIOLÓGICA ... 35
4.1 ATIVIDADE 35
4.2 EXPOSIÇÃO 36
4.3 KERMA NO AR 37
4.4 DOSE ABSORVIDA 37
4.5 DOSE EQUIVALENTE 38
4.6 DOSE EFETIVA 38

5
REQUISITOS DE SEGURANÇA PARA EMERGÊNCIAS RADIOLÓGICAS 41

6
ACIDENTES RADIOLÓGICOS 45
6.1 ACIDENTES EM RADIOLOGIA INDUSTRIAL 50
6.2 ACIDENTES EM RADIOTERAPIA 52

7
ACIDENTE RADIOLÓGICO DA CIDADE DO MÉXICO – MÉXICO (1962).. 55

8
ACIDENTE RADIOLÓGICO DE SANLI'NA – CHINA (1963)............ 57

9
ACIDENTE RADIOLÓGICO DE RIVERSIDE – ESTADOS UNIDOS (1974-1976)... 59

10
ACIDENTE RADIOLÓGICO DE BRESCIA - ITÁLIA (1975)............... 61

11
ACIDENTE RADIOLÓGICO DE SETIF – ARGÉLIA (1978)................ 63

12
ACIDENTE RADIOLÓGICO DE KRAMATORSKI – UCRÂNIA (1980-1989).. 65

13
ACIDENTE RADIOLÓGICO DE KJELLER – NORUEGA (1982)..... 67

14
ACIDENTE RADIOLÓGICO DO REINO UNIDO (1982-1990)......... 69

15
ACIDENTE RADIOLÓGICO DE CIUDAD JUAREZ – MÉXICO (1983).. 71

16
ACIDENTE RADIOLÓGICO DE CASABLANCA – MARROCOS (1984).. 75

17
OS EVENTOS RADIOLÓGICOS COM O THERAC-25 – ESTADOS UNIDOS (1985-1987) 77

18
ACIDENTE RADIOLÓGICO DE GOIÂNIA – BRASIL (1987) 79

19
ACIDENTE RADIOLÓGICO DE SAN SALVADOR – EL SALVADOR (1989) 83

20
ACIDENTE RADIOLÓGICO DE SOREQ – ISRAEL (1990) 87

21
ACIDENTE RADIOLÓGICO DE ZARAGOZA – ESPANHA (1990) 89

22
ACIDENTE RADIOLÓGICO DE SHANGAI – CHINA (1990) 91

23
ACIDENTE RADIOLÓGICO DE NESVIZH – BIELORRÚSSIA (1991) 93

24
ACIDENTE RADIOLÓGICO DE XINZHOU – CHINA (1992) 95

25
ACIDENTE RADIOLÓGICO DE PENSYLVANIA – ESTADOS UNIDOS (1992) 97

26
ACIDENTE RADIOLÓGICO DE TAMMIKU – ESTÔNIA (1994) 99

27
ACIDENTE RADIOLÓGICO DE GILAN – IRÃ (1996) 101

28
ACIDENTE RADIOLÓGICO DE SAN JOSÉ – COSTA RICA (1996) 103

29
ACIDENTE RADIOLÓGICO DE YANANGO – PERU (1999) 105

30
ACIDENTE RADIOLÓGICO DE ISTAMBUL – TURQUIA (1999) 107

31
ACIDENTE RADIOLÓGICO DE LIA – GEORGIA (2000) 109

32
ACIDENTE RADIOLÓGICO DE SAMUT PRAKARN – TAILÂNDIA (2000) 111

33
ACIDENTE RADIOLÓGICO DE MEET HALFA – EGITO (2000) .. 113

34
ACIDENTE RADIOLÓGICO DE BYALYSTOK – POLÔNIA (2001) 115

35
ACIDENTE RADIOLÓGICO DO PANAMÁ (2001) 117

CONSIDERAÇÕES FINAIS 119

REFERÊNCIAS 121

1
INTRODUÇÃO

Desde o descobrimento dos raios X por Roentgen em 1895 e da radioatividade por Henri becquerel, Marie e Pierre Curie em 1896, as radiações ionizantes vêm sendo amplamente empregadas, desde a área médica, como diagnóstico por imagem e terapias, até as áreas industrial, veterinária, militar e produção de energia (Bushong, 2010).

As aplicações das radiações ionizantes e sua viabilidade nas mais diversas áreas dependem de diversos fatores, como o modo de disposição da fonte de radiação e o tipo de radiação emitida por esta fonte. Na área de radiodiagnóstico, como nos exames de mamografia, raios-X, tomografia, densitometria óssea e até mesmo de radiologia intervencionista como fluoroscopia e hemodinâmica, é comum o emprego de um dispositivo gerador de radiação ionizante (tubo de raios X), com energias compatíveis para formação de imagens do tecido humano. Já na área de medicina nuclear, o diagnóstico é dado pela administração de radioisótopos de baixa energia anexados a moléculas orgânicas, por via intravenosa, inalatória ou oral, tal como isótopos de tecnécio, gálio, e outros elementos. Em aplicações terapêuticas como a radioterapia, a energia necessária para a destruição dos tecidos cancerosos, por exemplo, necessita ser elevada. Tais energias são obtidas com um dispositivo gerador de radiação, como acelerador linear (AL), ou usando uma fonte de radioisótopos selados de césio 137 ou cobalto 60, com emissão de radiação gama, menos usual atualmente (CNEN, 2012).

Em aplicações industriais, os objetivos podem variar desde obtenção de imagens à esterilização de objetos. Nestes casos, além de se utilizar equipamentos emissores de raios X, também são empregadas fontes seladas de energias variáveis, mas quase sempre muito elevadas, possibilitando a penetração do feixe em metais para formação de imagem, ou ação efetiva de esterilização, e ainda em medidores de densidade. Exemplos de fontes usadas incluem cobalto 60, estrôncio 90, irídio 192, césio 137, entre outros.

Tendo em vista a diversidade das aplicações de diferentes fontes de radiação ionizante, é necessário que se apliquem medidas de segurança para evitar que ocorram acidentes em decorrência de sua má utilização, além de minimizar a ocorrência de efeitos biológicos adversos e estabelecer ações que minimizem os impactos do evento (Andreucci, 2014).

A Agência Internacional de Energia Atômica (IAEA) é uma organização vinculada a Organização das Nações Unidas (ONU) que estabelece medidas de segurança para o uso pacífico da energia nuclear. Os países membros são estimulados a seguir as recomendações da IAEA e manter registros para rastreabilidade das fontes de radiação e suas aplicações, além de registro de eventos incomuns e acidentes (IAEA, 2019).

Os padrões de segurança e medidas recomendadas pela IAEA são realizados com base em acidentes já ocorridos ao longo do tempo, fazendo com que os critérios de segurança sejam constantemente aperfeiçoados. Dentre as recomendações estão análises da infraestrutura básica de instalações regulamentadoras nacionais, condições de equipamentos, condições de fiscalização, capacidade técnica de resolução de problema e medidas de ação, capacitação médica para diagnóstico e tratamento de vítimas, entre outras características (IAEA, 1996).

Apesar de todos os protocolos, muitos acidentes envolvendo fontes já foram registrados no mundo. De acordo com levantamentos realizados pela United Nations Scientific Committee on the Effects of Atomic Radiation (UNSCEAR), estima-se que, de 1948 a 2008, ocorreram cerca de 600 eventos nos quais ocorreram exposições significativas de pessoas à radiação ionizante (cerca de 6 mil pessoas), causando morte ou graves lesões radioinduzidas, além do impacto psicossocial que pode ser mais drástico do que a gravidade do evento em si (UNSCEAR, 2008).

É importante destacar que existe uma diferença de terminologia entre eventos radiológicos, que podem ser classificados como acidentes radiológicos, acidentes nucleares e acidentes de criticalidade. Cada evento possui uma natureza e um potencial de impacto distintos, bem como protocolos de resposta e medidas de segurança apropriadas.

Os acidentes radiológicos são eventos em que ocorre uma exposição não intencional a fontes de radiação ionizante, que podem resultar da perda, roubo, ou mau uso de materiais radioativos utilizados em aplicações médicas, industriais ou de pesquisa. Acidentes radiológicos não envolvem reações nucleares, mas a dispersão de materiais radioativos que podem causar contaminação e exposição direta. Um exemplo de evento dessa categoria é o acidente do césio 137 em Goiânia, que será descrito mais adiante neste livro.

Os acidentes nucleares referem-se especificamente a eventos que ocorrem em instalações nucleares, como usinas de energia ou reatores de pesquisa, onde há falha nos sistemas de controle ou ruptura de barreiras de contenção, levando à liberação potencial de material radioativo. Tais eventos podem ser desencadeados por falhas operacionais, falhas de equipamento, ou desastres naturais que afetam a segurança do reator. Um exemplo de evento dessa categoria é o acidente de Chernobyl, Fukushima e alguns eventos ocorridos em Tokaimura, sendo um deles de criticalidade, que vitimou Hisashi Ouchi, caso famoso por ser amplamente divulgado de modo sensacionalista na internet — embora a história da vítima seja real e de fato, impressionante, que se encontra disponível em um livro chamado *A Slow Death: 83 days of Radiation Sickness*.

Por fim, os acidentes de criticalidade ocorrem quando há uma reação em cadeia nuclear não controlada em material físsil, como urânio ou plutônio, fora de um ambiente de reator seguro. Isso pode acontecer em processos de manuseio, processamento ou armazenamento de material físsil, resultando em liberação súbita de radiação. Um exemplo de evento dessa categoria é o acidente de Sarov, e o evento apelidado popularmente como Demon Core ("núcleo do demônio", em português), que consistiu em uma massa subcrítica de plutônio 239 que foi o centro de dois acidentes fatais de criticalidade separados na Los Alamos National Laboratory em 1945 e 1946, durante o início da era atômica. Este material estava sendo usado em experimentos para determinar sua massa crítica, ou seja, a quantidade mínima necessária para iniciar uma reação nuclear em cadeia autossustentável. Nos experimentos, os cientistas estavam tentando aproximar-se cuidadosamente da massa crítica, manipulando a configuração do plutônio, mas em ambas as ocasiões, o acúmulo acidental de massa crítica levou à emissão letal de radiação. Estes acidentes resultaram nas mortes dos cientistas Harry Daghlian e Louis Slotin.

É importante destacar que este livro foca especificamente em acidentes radiológicos, ficando de fora da listagem portanto, os eventos nucleares e de criticalidade, em virtude da extensão e particularidade de cada tipo de evento. Ao concentrar-se em acidentes radiológicos, o livro visa abordar os riscos, as medidas de prevenção e as estratégias de resposta associadas à exposição e à contaminação por fontes de radiação ionizante, excluindo portanto os contextos de operações nucleares e de criticalidade.

Dada essa afirmação e considerando a importância da proteção radiológica do meio ambiente e dos seres vivos contra os possíveis efeitos deletérios das radiações ionizantes, e a fim de evitar acidentes futuros, este livro traz uma documentação acerca de alguns dos acidentes radiológicos mais impactantes e popularmente conhecidos relatados ou registrados pela IAEA com o objetivo de rever os fatores que levam um acidente radiológico a ocorrer e quais medidas de padronização e segurança podem ser adotadas para evitar e minimizar a ocorrência desses eventos.

2

TIPOS DE FONTES E SUAS APLICAÇÕES

Existem muitos modos de classificar uma fonte de radiação, seja por sua energia, por tipo de radiação emitida, por sua aplicação, pelo seu nível de risco, entre outras formas. De modo a facilitar a compreensão deste livro, as fontes de radiação foram classificadas como: fontes radioativas e geradores de radiação. As fontes radioativas são aquelas cuja composição se dá por meio de um elemento radioativo natural ou artificial (como césio 137, cobalto 60 e irídio 192, por exemplo), que emitem radiação constantemente, enquanto que os geradores de radiação X são provenientes de tubos de raios-X ou aceleradores lineares, cuja emissão de radiação, e energia, pode ser controlada. Apenas com fontes radioativas é possível a existência de contaminação (IAEA, 2005; IAEA, 2007).

Ainda dentro da classificação de fontes radioativas naturais ou artificiais, podemos subclassificar essas fontes como seladas ou não seladas, sendo as seladas as que possuem um invólucro em torno do material radioativo a fim de impedir sua dispersão, enquanto as não seladas são aquelas em que o material radioativo encontra-se disposto de forma livre. É importante salientar que selagem da fonte é diferente da blindagem. A selagem serve exclusivamente para impedir a dispersão do material radioativo para o ambiente externo, mantendo-o no involucro que compõem a selagem, entretanto a selagem não impede que a radiação emitida pelo elemento atinja objetos e pessoas, enquanto a blindagem tem o objetivo de atenuar (barrar) a radiação liberada pelo elemento químico (IAEA, 2005; IAEA, 2007).

Figura 1 – Diferença entre fonte não selada, selada e blindada

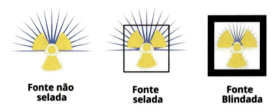

Fonte: a autora

É fundamental a compreensão dessas terminologias e das diferenças entre as fontes de radiação para entender a magnitude dos eventos radiológicos narrados posteriormente.

Outro conceito que não pode deixar de ser abordado neste livro é a classificação de risco das fontes radioativas. Elas são classificadas em categorias de risco que variam de 1 a 5, sendo a categoria 1 a mais perigosa e a categoria 5 a menos perigosa. Essa classificação contribui com o manejo seguro, armazenamento, transporte e disposição de materiais radioativos, visando minimizar os riscos para a saúde humana e o meio ambiente.

A categoria 1 inclui as fontes mais perigosas, capazes de causar danos extremos à saúde e ao meio ambiente em um curto período de tempo. Fontes de categoria 1 podem ser fatais ou causar doenças graves, devido a exposições breves e intensas. Essas fontes são tipicamente utilizadas em aplicações médicas de alta dose, como radioterapia, ou em instalações industriais para esterilização.

As fontes classificadas como categoria 2 são menos perigosas que as da categoria 1, mas ainda representam um risco significativo. A exposição a essas fontes pode resultar em consequências graves para a saúde após um período de exposição relativamente curto. Fontes de categoria 2 são frequentemente utilizadas em aplicações industriais, como gamagrafia, e em algumas práticas médicas especializadas.

As fontes de categoria 3 representam um risco moderado. Embora a exposição a essas fontes possa não causar efeitos imediatos graves, exposições prolongadas ou acumuladas podem levar a problemas de saúde. Essas fontes são comumente encontradas em aplicações industriais, agrícolas, de pesquisa e médicas, como alguns tipos de equipamentos e terapia.

As fontes de categoria 4 apresentam um risco baixo. A exposição a essas fontes, sob condições normais de uso, é improvável que cause danos significativos à saúde. No entanto, o manejo inadequado ou a exposição prolongada ainda podem representar riscos. Exemplos incluem certos tipos de medidores industriais e equipamentos de pesquisa.

A categoria 5 inclui as fontes menos perigosas. Essas fontes apresentam um risco mínimo e são projetadas de modo que a exposição sob condições normais de uso ou durante o transporte não represente um risco significativo à saúde. Fontes de categoria 5 são frequentemente utilizadas em aplicações educacionais, de pesquisa e em alguns dispositivos de medição.

2.1 FONTES USADAS NA INDÚSTRIA

A radiologia industrial é uma modalidade na qual as radiações ionizantes são utilizadas para transpassar objetos a fim de realizar ensaios não destrutivos em objetos como tubulações, pontos de solda e peças de fundição, ou para realizar modificações estruturais, tais como em borrachas ou coloração de pedras. Além disso, também pode utilizar as radiações ionizantes com finalidades de esterilização de alimentos, medicamentos e materiais hospitalares, e ainda em uso de medidores de densidade (IAEA, 2011).

A gamagrafia é o uso de radiação ionizante para a visualização de estruturas internas de pontos de solda, placas e peças metálicas de modo não destrutivo. As imagens de gamagrafia são obtidas por meio de fontes radioativas artificiais seladas, chamadas de irradiadores gama, armazenadas em blindagens especiais, para que possam ser transportadas e utilizadas em segurança até o local de estudo (Andreucci, 2014).

Figura 2 – Irradiador de gamagrafia

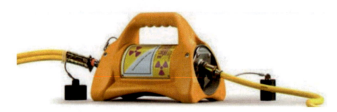

Fonte: IAEA (2019)

As fontes comumente empregadas são os isótopos Irídio 192, Césio 137 e Estrôncio 90. A escolha da fonte dependerá da faixa de energia que se deseja obter, que por sua vez depende da espessura ou densidade do objeto que se deseja imagear (IAEA, 2007).

Usualmente a fonte presente nesse equipamento possui tamanho reduzido, poucos milímetros. A fonte fica localizada dentro do irradiador, anexada a um cabo de aço para que este seja engatado na estrutura que projeta a fonte para fora da blindagem. Esse engate é flexível e possui variações de acordo com cada fabricante, ressaltando a necessidade de um conjunto de fonte e irradiador padrão para minimizar riscos de perda de fonte (Andreucci, 2014).

Figura 3 – Fonte de gamagrafia

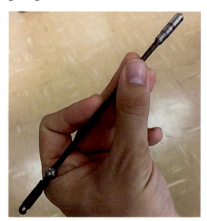

Fonte: IAEA (2019)

O mecanismo de exposição da fonte de radiação é composto por tubos-guia e cabos de aço que empurram a fonte para fora do irradiador e guiam por dentro do tubo até o local próximo do objeto a ser irradiado, de modo que os operadores possam se manter afastados e seguros durante o procedimento.

Figura 4 – Diagrama do irradiador de gamagrafia

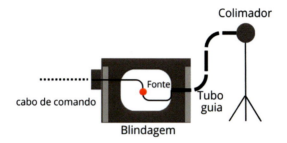

Fonte: a autora

Enquanto a gamagrafia é empregada para a produção de imagens radiográficas, os irradiadores de grande porte são locais onde se armazenam, por um determinado período, materiais com o objetivo de irradiar e eliminar micro-organismos existentes nestes materiais. Normalmente, a escolha da irradiação é feita quando o material em questão não pode passar por outro processo de eliminação de micro-organismos, como calor ou substâncias químicas. É o caso de alimentos e materiais hospitalares. A esterilização de alimentos é permitida no Brasil desde 1985 pela Agência Nacional de Vigilância Sanitária (Anvisa) por meio da Resolução da Diretoria Colegiada 21 (IAEA, 2011; Andreucci, 2014).

Os materiais a serem irradiados são colocados embalados dentro da sala e expostos por um tempo pré-determinado a fim de atingir a dose desejada.

No irradiador de grande porte, a fonte radioativa, normalmente cápsulas de cobalto 60 seladas, ficam blindadas no subsolo na chamada piscina. Quando o operador deseja realizar a irradiação, ele aciona de dentro da sala de comando o mecanismo que traz a fonte submersa para cima e aciona o mecanismo para blindá-la novamente (Andreucci, 2014).

Figura 5 – Sala de Irradiação

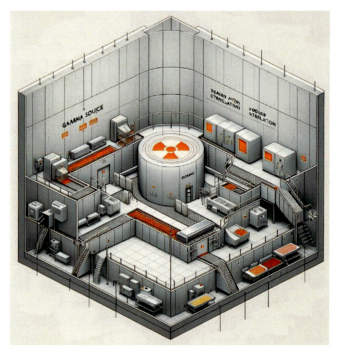

Fonte: a autora

É importante salientar que, ao contrário do que as pessoas imaginam, os objetos irradiados, seja alimento ou qualquer outro produto, não sofrem contaminação radioativa, uma vez que as fontes empregadas são do tipo selada e não entram em contato com os materiais irradiados.

As fontes radioativas podem ser empregadas em equipamentos medidores de densidade de solo a partir da emissão de radiação, que ao penetrar o solo, tem parte de sua energia absorvida e parte refletida de volta ao detector do equipamento. A quantidade de radiação que retorna é medida e, com base na intensidade da radiação absorvida pelo solo, determina-se sua densidade. Esses medidores são utilizados em diversos campos, incluindo construção civil e agronomia, para avaliar a compactação do solo e suas propriedades físicas.

Existem outras aplicações da radiologia industrial, uma vez que é uma área muito ampla. Entretanto, essas aplicações não serão relatadas no presente livro, uma vez que os acidentes analisados não abrangem essas modalidades.

2.2 FONTES USADAS EM RADIOTERAPIA

A radioterapia é uma modalidade que emprega o uso deliberado de altíssimos níveis de radiação em seres humanos, com a finalidade de tratar doenças oncológicas. A radioterapia pode ser classificada como teleterapia, modalidade na qual a fonte de radiação (radioativa artificial selada ou gerador de radiação) fica externa ao corpo do paciente, a uma determinada distância, enquanto na braquiterapia a fonte radioativa selada fica em contato com a lesão do paciente (IAEA, 2000).

Com a finalidade de elucidar o leitor, cabe aqui diferenciar a radioterapia e medicina nuclear, que são modalidades da medicina semelhantes por usarem fontes radioativas, mas que são áreas distintas. A medicina nuclear emprega fontes radioativas de doses relativamente menores, predominantemente para diagnósticos por imagem, e ocasionalmente para tratamentos oncológicos. A característica distintiva da medicina nuclear reside no uso de fontes radioativas não seladas. Por outro lado, a radioterapia, focada no tratamento de câncer e outras doenças por meio da radiação de alta dose, utiliza predominantemente fontes seladas de radiação. Essa distinção entre as fontes radioativas — seladas na radioterapia e não seladas na medicina nuclear — sublinha as diferenças nos métodos de aplicação e na segurança de cada modalidade.

Na teleterapia, os equipamentos mais antigos possuíam fontes do tipo radioativa artificial selada, tais como Cobalto 60 e Césio 137. A dose de tratamento era controlada essencialmente pelo tempo de exposição, os campos de tratamento eram restritos e os efeitos biológicos indesejados eram mais comuns. Com o avanço tecnológico, as fontes radioativas foram substituídas por fontes não radioativas (feixes de raio X ou de elétrons produzidos por aceleradores lineares) (Podgorsak, 2005).

Figura 6 – Equipamento de teleterapia (Acelerador Linear)

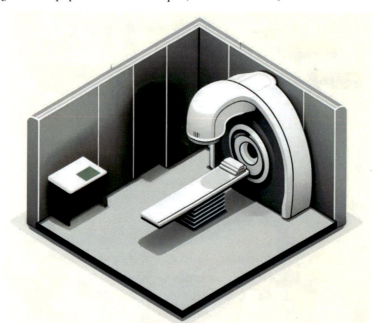

Fonte: a autora

Na braquiterapia, as fontes radioativas artificiais seladas são colocadas dentro do corpo do paciente por meio de cateteres inseridos na região que se deseja tratar. As fontes ficam armazenadas dentro de um cofre de chumbo até o momento de serem inseridas dentro do paciente. As fontes podem ser implantadas de modo temporário ou permanente. É comum a utilização de fontes de césio 137, irídio 192, iodo 125, ouro 198, entre outros elementos (Podgorsak, 2005).

Figura 7 – Diagrama de um equipamento de Braquiterapia

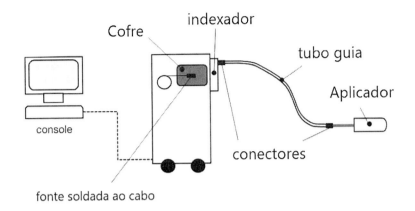

Fonte: a autora

3

EFEITOS BIOLÓGICOS DAS RADIAÇÕES

Em um acidente radiológico, o impacto principal e mais preocupante são os efeitos biológicos que acometem as pessoas que entram em contato com as fontes de radiação. Logo após a descoberta das radiações, Becquerel relatou um eritema na superfície do abdome, na região que ficava em contato com a fonte que ele levava no bolso. Pierre Curie sofria com graves eritemas dolorosos nas mãos, e Marie Curie morreu posteriormente de leucemia radioinduzida (Nenot, 1990).

Os efeitos biológicos podem variar de acordo com alguns fatores, tal como tipo de radiação, tempo de exposição, proporção do corpo exposta à radiação, e a radiossensibilidade inerente de cada indivíduo. Especialmente em acidentes, a diferença entre exposição, contaminação interna e contaminação externa influenciam diretamente nestes efeitos, e por consequência, no tratamento. Detalhes de abordagem dos pacientes serão vistos mais adiante (Gusev *et al.*, 2001).

3.1 REAÇÕES TECIDUAIS

As reações teciduais, também chamados de efeitos determinísticos ou efeitos não estocásticos, são aqueles que ocorrem a partir de um limiar de dose bem definido, com valor relativo ao tipo de radiação e tecido afetado, muito comum em acidentes radiológicos, além de ser um dos principais fatores que auxiliam na identificação da ocorrência de um acidente. Quanto maior a dose recebida pelo tecido, mais grave é o efeito, que costumam aparecer pouco tempo depois da exposição. Alguns exemplos de danos determinísticos incluem queimaduras, úlceras cutâneas e opacificação do cristalino.

A Tabela 1 apresenta a estimativa dos valores de limiar de dose para reações teciduais em humanos adultos, conforme estabelecido pela ICRP 103 (Okuno; Yoshimura, 2010; Gusev *et al.*, 2001).

Tabela 1 – Limiares de dose para reação tecidual em adultos

TECIDO	EFEITO	LIMIAR DE DOSE Dose única aguda (Gy)	Dose alta total Fracionada (Gy)
Testículo	Esterilidade Temporária	0,15	Não Aplicável
	Esterilidade permanente	3,5 - 6,0	Não Aplicável
Ovário	Esterilidade	2,5 - 6,0	6,0
Cristalino	Opacidade detectável	0,5 - 2,0	5,0
	Catarata	5,0	>8
Medula óssea	Depressão hematopoiética	0,5	Não aplicável

Fonte: ICRP 103, Emico (2010)

Outro efeito determinístico muito comum em acidentes radiológicos é a Síndrome Aguda das Radiações (SAR), condição que aparece quando se expõe o corpo todo a uma quantidade muito grande de radiação. A síndrome acomete o sistema hematológico, gastrointestinal e nervoso, sua gravidade se torna pior à medida que se aumenta a dose. Considerando o sistema hematológico, ainda é possível tentar reverter a situação com transfusões de sangue, medula óssea ou administração de medicamentos, dependendo do organismo. Entretanto, quando as doses são suficientes para danificar sistema gastrointestinal e sistema nervoso, não há reversão nem tratamento curativo, somente paliativo para confortar o paciente.

A Tabela 2 demonstra os níveis de dose para cada nível da síndrome e os sintomas apresentados pelos pacientes (Bushong, 2010).

Tabela 2 – Estágios da SAR

Período	Dose (Gy)	Tempo médio de sobrevivência (dias)	Sintomas
Prodrômico	> 1	-	Náusea, vômito, diarreia
Latente	1 – 100	-	-
Sistema Hematológico	2 - 10	10 a 60	Náusea, vômito, diarreia, anemia, leucopenia, hemorragia, febre
Sistema Gastrointestinal	10 – 50	4 a 10	Mesmos anteriores e desequilíbrio eletrolítico, letargia, fadiga
Sistema Nervoso	> 50	0 a 3	Mesmos anteriores e ataxia, edema, vasculite, meningite

Fonte: Bushong (2010)

3.2 EFEITOS ESTOCÁSTICOS

Os efeitos estocásticos, também classificados como reações teciduais tardias, são os danos que ocorrem após um longo tempo após a exposição, com tempo de latência variável e probabilidade de ocorrência aumentada conforme se aumentam as exposições, apesar de não possuírem limiares de dose definidos. Alguns dos efeitos mais comuns são o câncer e a redução de expectativa de vida. Estes efeitos podem ser apresentados em casos de acidentes com baixas doses, entretanto, costumam ser de difícil correlação, uma vez que existem outros fatores que podem desenvolver estas patologias. Dentro dessa definição, ainda se aplicam os efeitos hereditários, que ocorrem quando o dano afeta as células germinativas e se transmite aos descendentes do indivíduo irradiado (OKUNO, Yoshimura, 2010; Gusev et al., 2001).

4
GRANDEZAS E UNIDADES EM PROTEÇÃO RADIOLÓGICA

Uma das maneiras de se compreender a magnitude de um acidente radiológico é compreender os níveis de dose aos quais as vítimas foram expostas. Entretanto, para que fosse possível mensurar e quantificar a radiação recebida pelo ser humano, foram estabelecidas grandezas e unidades especificas para dosimetria. Tais grandezas foram estabelecidas com base em recomendações de instituições internacionais como a International Comission on Radiological Protection (ICRP), que cuida de grandezas limitantes, ou seja, limites de dose para garantir integridade do indivíduo e a International Comission on Radiation Units and Measurements (ICRU), que trata das grandezas básicas e operacionais, ou seja, aquelas para mensuração geral e para indivíduos ocupacionalmente expostos. Dentre as principais que são úteis pra compreensão da magnitude de acidentes radiológicos, podemos listar a atividade, a exposição, o Kerma, a dose absorvida, dose equivalente e dose efetiva (IRD, 2014).

4.1 ATIVIDADE

A atividade é uma grandeza aplicada apenas a fontes radioativas, porque representa a taxa de decaimento do elemento em questão. Tendo em vista que a radioatividade é um fenômeno de estabilização nuclear, conforme o tempo passa, uma determinada amostra desse elemento vai retomando o equilíbrio e deixando de emitir. No caso, a atividade radioativa será dada pela equação 1 (IRD, 2014).

$$A = \frac{dN}{dT} \quad (1)$$

Em que:

dN = número de núcleos radioativos na amostra;

dt = tempo percorrido.

Nesse caso, é importante pontuar que o decaimento radioativo é um fenômeno probabilístico, não sendo possível prever quando um átomo individualmente irá decair, mas dada uma amostra, podemos estimar por meio desta equação (IRD, 2014).

A unidade de medida para atividade no SI é o becquerel (Bq), que corresponde a um decaimento por segundo (s-1). A unidade antiga era o curie (Ci), que correspondia ao número de transformações nucleares por unidade de tempo para 1g de radio-226. 1Ci equivale a 3,7 x 10^10 Bq (IRD, 2014).

4.2 EXPOSIÇÃO

Primeira grandeza física relacionada à radiação, a exposição, cuja definição só é válida para raios X ou gama, significa a capacidade de fótons em ionizar o ar. Em outras palavras, ela caracteriza o fóton e mede a quantidade de carga elétrica do sinal produzida (dQ) por unidade de massa no ar (dm). Possui como unidade de medida roentgen (R) (IRD, 2014).

$$X = \frac{dQ}{dm} \quad (2)$$

Na equação 2, é o valor absoluto de carga total de íons de um dado sinal produzidos no ar quando todos os elétrons e pósitrons liberados na interação são completamente freados.

4.3 KERMA NO AR

O *Kinectic Energy Released per unit of Mass* (Kerma) é por definição a soma das energias cinéticas iniciais de todas as partículas carregadas liberadas por partículas não carregas e ionizadas. Possui como unidade de medida o gray (Gy) (IRD, 2014).

$$K = \frac{dE_{tr}}{dm} \quad (3)$$

Em que:

dE_{tr} = soma de todas as energias cinéticas iniciais de todas as partículas carregadas liberadas por partículas neutras ou fótons, incidentes em um material de massa Dm;

dm = massa do material onde as partículas incidem.

Como o kerma inclui a energia recebida pelas partículas carregadas, normalmente elétrons de ionização, estes podem dissipá-la nas colisões sucessivas com outros elétrons, ou na produção de radiação de freamento.

4.4 DOSE ABSORVIDA

A dose absorvida D é definida como a quantidade de energia média ($d\bar{\varepsilon}$), depositada em um meio de massa , pela radiação ionizante por meio de excitações e ionizações, expressa pela Equação 3 (IRD, 2014).

$$D = \frac{d\bar{\varepsilon}}{dm} \quad (4)$$

A unidade de medida para esta grandeza é o gray (Gy), equivalente a quantidade de radiação que causa a absorção de 1(um) joule por quilograma de matéria.

4.5 DOSE EQUIVALENTE

A dose equivalente (H) é definida como o produto entre a dose absorvida (D) por um órgão ou tecido e o fator de ponderação referente ao fator de qualidade de radiação Q relacionado à probabilidade de causar dano em um determinado tecido biológico, conforme a Equação 4 (IRD, 2014).

$$H = D.Q \qquad (5)$$

A unidade empregada para a dose equivalente é o Sievert (Sv).

4.6 DOSE EFETIVA

A dose efetiva (E) correlaciona a soma ponderada das doses equivalentes de todos os tecidos, considerando que os riscos de efeitos estocásticos variam com o tipo de tecido irradiado, ou seja aplicando o fator de ponderação W_T cada tecido ou órgão (IRD, 2014).

$$E = \Sigma_T W_T * H_T \qquad (6)$$

Os valores de ponderação para os tecidos são baseados em estudos epidemiológicos a respeito da indução do câncer causado pela radiação ionizante e a mortalidade. A Tabela 3 apresenta os fatores de ponderação estipulados pela ICRP 103 para diferentes órgãos e tecidos.

Tabela 3 – Fatores de ponderação dos tecidos e órgãos

TECIDO OU ÓRGÃO	
Gônadas	0,08
Medula óssea	0,12
Cólon	0,12

TECIDO OU ÓRGÃO	
Pulmão	0,12
Estômago	0,12
Mama	0,12
Bexiga	0,04
Esôfago	0,04
Fígado	0,04
Tireoide	0,04
Superfície do osso	0,01
Cérebro	0,01
Glândula salivar	0,01
Pele	0,01
Demais tecidos	0,12
CORPO TODO	**1,00**

Fonte: ICRP 103 (2017)

5

REQUISITOS DE SEGURANÇA PARA EMERGÊNCIAS RADIOLÓGICAS

Se tratando de segurança radiológica, um dos principais órgãos responsáveis por estabelecer padrões de segurança, uso pacífico de radiações e medidas de ação quando ocorrem acidentes radiológicos é a IAEA, vinculada à ONU. Todos os 137 países membros da ONU, automaticamente signatários da Agência, devem seguir as orientações publicadas pela IAEA (IAEA, 1996).

Quando ocorre um acidente radiológico, os órgãos regulatórios nacionais do país em questão são incumbidos de tomar as medidas iniciais de emergência e, posteriormente, notificar à IAEA para que seja possível obter medidas de apoio e lançar os dados na base *Database on Ununsual Radiation Events* (RADEV). O órgão responsável pelas notificações e medidas de ação primária no Brasil é a Comissão Nacional de Energia Nuclear.

O RADEV é uma ferramenta criada pela IAEA após a primeira conferência internacional sobre segurança de fontes de radiação e materiais radioativos, em 1999, na qual se discutiu o desconhecimento da magnitude dos acidentes radiológicos. A ferramenta consiste em um banco de dados on-line disponível, aos países membros, 24h por dia, onde estão dispostos todos os eventos incomuns envolvendo radiação (Wheatley, 2001).

A IAEA normalmente recebe apoio e trabalha junto de outros órgãos internacionais como a Organização Mundial de Saúde (OMS), Organização Pan Americana de Saúde (Opas), Comitê Internacional Técnico de Prevenção e Extinção do Fogo (Citpef), Organização de Comida e Agricultura das Nações Unidas (Ocanu), Organização Internacional do Trabalho (OIT) e Comitê Científico das Nações Unidas sobre Efeitos da Radiação Atômica (UNSCEAR) (Wheatley, 2001).

A IAEA disponibiliza em seu site on-line para todos os países membros uma série de documentos e guias para orientação dos órgãos nacionais de cada país, tal como o *Safety Series 115 - International basic Safety Standards for Protection Against Ionizing Radiation and for the Safety of Radiation Sources*, que estabelece como deve ser estruturado a organização governamental dentro de cada país e os padrões de protocolos para minimizar ocorrência de acidentes.

Em caso de ocorrência de acidentes, também há o manual para resposta inicial a emergências radiológicas, com as orientações sobre como cada país pode proceder de acordo com a sua infraestrutura e comunicação com o público geral. Os padrões de emergência podem ser estabelecidos pelo guia *General Safety Guide - 2 Criteria for Use in Preparedness for a Nuclear or Radiological Emergency*, que auxiliam os países nas criações de suas normas internas (IAEA, 2011; IAEA 1996).

Além das recomendações e guias de segurança, em 1986, após uma conferência geral realizada em Viena, foi estabelecido uma convenção para assistência em casos de acidentes nucleares e emergências radiológicas com todos os países membros, que consta no Informativo Circular 336/86. Neste informativo consta que os países membros devem fornecer auxilio uns aos outros, caso necessário, como profissionais qualificados e centros hospitalares, podendo ser solicitado diretamente pelo país ou por meio da IAEA. A partir do momento que se solicita o auxílio da IAEA, os países solicitantes devem obrigatoriamente fornecer informações referentes a todo o desfecho, tal como técnicas abordadas para cuidar das vítimas, descontaminação ou blindagem de fonte, medidas de prevenção, e demais exigências conforme o capítulo 5 do informativo circular (IAEA, 1986). A partir disso, a IAEA realiza uma base de estudo aprofundado a respeito do acidente ocorrido e faz publicações de guias para que seja possível entender os mecanismos que levaram a ocorrência do acidente e prevenir acidentes futuros.

Cabe ressaltar que a IAEA não tem poder de tomar medidas legais ou punitivas diretamente contra uma instalação irregular que não seguiu o estabelecido pelos padrões internacionais. Ela pode emitir uma notificação por meio de um ministério ou embaixada do país relacionado à instalação, em decorrência do princípio de soberania, para que então o órgão nacional referente aos cuidados relacionados à energia nuclear tome as medidas cabíveis. Entretanto, a IAEA tem poder de recomendar sanções para um país signatário que não segue suas orientações, o que podem causar impactos nas relações internacionais destes país, sejam elas políticas, econômicas ou diplomáticas (Wheatley, 2001).

6

ACIDENTES RADIOLÓGICOS

Acidentes radiológicos são eventos nos quais ocorre a exposição de pessoas à determinado nível de radiação ionizante de modo não intencional, podendo ou não causar lesões nos indivíduos envolvidos. Como mencionado na Introdução deste livro, é importante diferenciar as expressões "acidente radiológico" de "acidente nuclear" e "acidente de criticalidade".

Um acidente radiológico ocorre quando há uma exposição não intencional a fontes de radiação ionizante, que podem resultar da perda, roubo, ou mau uso de materiais radioativos utilizados em aplicações médicas, industriais ou de pesquisa, não envolvendo reações nucleares, mas a dispersão de materiais radioativos que podem causar contaminação e exposição direta. Um acidente nuclear envolve diretamente usinas nucleares ou processo do ciclo do combustível nuclear. Os acidentes de criticalidade envolvem uma reação em cadeia nuclear não controlada em material físsil fora de um ambiente de reator seguro, como em processos de manuseio, processamento ou armazenamento de material físsil, resultando em liberação súbita de radiação (Nenot, 2009).

Apesar do senso comum, acidentes envolvendo fontes de radiação são raros, especialmente se comparados pelas proporções de maiores causas de mortes modernas, como acidentes de trânsito, acidentes de trabalho ou erro médico. Além disso, os acidentes radiológicos são únicos, ou seja, possuem características muito individuais, o que impede a criação de regras genéricas a partir de um único acidente; é necessário uma análise de modo global com relação à cada acidente, de forma a tornar os padrões de segurança cada vez mais efetivos e gerais (Nenot, 1998).

Uma característica muito peculiar dos acidentes radiológicos, que os diferem dos demais acidentes, são as lesões causadas pela radiação. Como mencionado anteriormente, a reação do organismo frente uma exposição à radiação depende de uma série de fatores. Porém o quadro de saúde inicial apresentado pelas vítimas apresenta sintomas inespecíficos e que são facilmente confundidos com outras patologias. Um exemplo é o caso da SAR, em que o período prodrômico pode ser confundido com viroses e intoxicação alimentar. Outro exemplo são as reações teciduais como eritemas, que incialmente são confundidos com picada de animais, manchas de sol ou alergias. Isso causa um atraso na identificação real do problema e, por consequência, no tratamento adequado para o paciente (Ortiz et al., 2000, Nenot, 2009).

A gravidade de um acidente radiológico pode variar de acordo com o tempo que se leva para descobrir sua existência e se existe contaminação ou apenas exposição, além de sua magnitude. A fim de categorizar o nível de impacto dos eventos radiológicos num geral, a IAEA estabeleceu a Escala Internacional de Eventos Nucleares e Radiológicos (INES), que consiste num sistema desenvolvido em cooperação com a Organização para a Cooperação e Desenvolvimento Econômico (OCDE) em 1990. A INES é projetada para comunicar a gravidade de incidentes e acidentes nucleares e radiológicos ao público e à comunidade internacional de uma forma padronizada e compreensível, independentemente de conhecimento técnico especializado (IAEA, 2008).

A escala Ines varia de 0 a 7, dividida em três categorias: incidentes (níveis 1 a 3); acidentes (níveis 4 a 6); e acidente grave (nível 7):

- Nível 0 (Desvio): não tem significado para a segurança, mas é registrado para controle interno.

- Nível 1 (Anomalia): representa uma violação menor das normas de segurança, sem risco para o público ou o meio ambiente.

- Nível 2 (Incidente): incidentes com exposição significativa a um trabalhador ou a perda de controle de segurança, ainda que sem risco externo.

- Nível 3 (Incidente sério): exposição à radiação em níveis acima do limite para trabalhadores, possibilidade de contaminação.
- Nível 4 (Acidente sem consequências significativas): liberação limitada de material radioativo, pelo menos uma morte por radiação.
- Nível 5 (Acidente com consequências de larga escala): liberação limitada de material radioativo capaz de exigir implementação de algumas medidas de proteção à população. Possíveis mortes.
- Nível 6 (Acidente sério): liberação significativa de material radioativo, prováveis efeitos à saúde e ao meio ambiente a longo prazo.
- Nível 7 (Acidente grave): grande liberação de material radioativo, com efeitos amplos à saúde e ao meio ambiente. Ocorreu apenas em Chernobyl (1986) e Fukushima (2011).

A aplicação da escala INES ajuda a fornecer clareza e contexto sobre a magnitude de um evento, facilitando a compreensão pública dos riscos associados. Ela é utilizada mundialmente por autoridades de segurança nuclear para classificar tanto acidentes quanto incidentes, promovendo assim uma comunicação transparente e eficiente sobre segurança nuclear.

Os acidentes podem ocorrer em qualquer área de aplicação das radiações ionizantes. Entretanto, conforme podemos observar na Figura 8, a predominância está na área industrial, perda de fontes e radioterapia. Existem inúmeros registros de acidentes na área médica com equipamentos de fluoroscopia, que embora não use fontes radioativas, usa Dispositivos Emissores de raios X que em virtude do tempo prolongado dos procedimentos, pode resultar em exposições acidentais. Porém, a magnitude destes eventos, embora leve à efeitos biológicos graves, raramente leva à morte, e portanto eles não serão abordados neste livro (Turai *et al.*, 2000).

Figura 8 – Gráfico das áreas de ocorrência de acidentes nucleares de 1940 a 1999

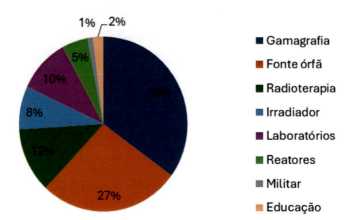

Fonte: Turai *et al.* (2000)

A UNSCEAR, responsável pelos levantamentos estatísticos de dados sobre radiações de modo geral, em sua última publicação de 2008, estimou que de 1948 a 2008, ocorreram cerca de 600 eventos com exposições significativas de pessoas à radiação ionizante; no mínimo 6 mil pessoas. Pelo menos 70 acidentes levaram uma ou mais pessoas à morte e estima-se cerca de 200 mortes por SAR (UNSCEAR, 2008).

Apesar das estatísticas, ainda existe o problema de muitos acidentes ocorrerem em países que não são signatários da ONU e, portanto, não reportados à IAEA. Mesmo acidentes com doses baixas o suficiente para não causar efeitos não estocásticos deixam de ser relatados por serem subestimados ou por se pensar que acidentes são aqueles que envolvem apenas altas doses de radiação, o que não é verdade. Ainda existe a possibilidade de acidentes que ocorrem no meio militar ou em ações mal-intencionadas, como posse ilegal de fontes, que são mantidos em segredo e usados para fins maléficos contra indivíduos ou grupos, conhecido como terrorismo radiológico, e até mesmo contra si próprio, o qual se denomina suicídio radioinduzido (Nenot, 2009, 1998).

O modo de classificação de eventos nucleares de modo geral, até o lançamento e padronização do RADEV, é arbitrário, dependendo de como o autor enfatizava uma determinada característica do evento. Entretanto, Nenot (1998) classifica os eventos nucleares, ocorridos até 2006, de modo simples, conforme apresentado na Tabela 4, de acordo com a complexidade: fáceis de lidar, complexos de lidar e catastróficos. Também classifica de acordo com seu reconhecimento; considerando identificados imediatamente ou tardiamente, ou que deveriam ser secretos (Nenot, 1998).

Tabela 4 – Classificação de eventos nucleares de Nenot

	Fácil de lidar (poucas vítimas)	Difícil de lidar (problemas médicos e técnicos)	Catastróficos (consequências médicas e ambientais)
Reconhecimento imediato	França 1981 Noruega 1982 Israel 1990 Bielorrússia 1991 Rússia 1997 Chile 2005	Peru 1999 Japão 1999	Ucrânia 1986
Reconhecimento tardio	México 1962 Itália 1975 Argélia 1978 Marrocos 1984 Salvador 1989 Espanha 1990 França 1991 Vietnã 1992 Estônia 1994 Egito 1994	EUA 1974-1976 Reino Unido 1982-1991 EUA 1985-1987 EUA 1992 China 1992 Georgia 1997 Panamá 2000-2001 Polônia 2001	México 1983 Brasil 1987 Costa Rica 1996 Tailândia 2000

	Fácil de lidar (poucas vítimas)	Difícil de lidar (problemas médicos e técnicos)	Catastróficos (consequências médicas e ambientais)
Reconhecimento tardio	Georgia 2001 França 2004/2005 Bélgica 2006 Senegal Tunísia		
Secreto		URSS 1961,1968 Sahara 1962 Reino Unido, 2006	Ilhas Marshall URSS 1957 Espanha 1966 Groenlândia 1968

Fonte: Nenot (1998)

A Tabela 4 publicada por Nenot (1998) permite observar que, de fato, os acidentes relatados são aqueles que ocorrem com um nível muito elevado de radiação a ponto de causar graves lesões ou morte, ou seja, que não há possibilidade de omissão, o que reforça a possibilidade de estar ocorrendo acidentes com nível menor de radiação e que passam despercebidos ou sem relato. Além disso, todos os países estão sujeitos a enfrentar esse tipo de evento, uma vez que não há correlação direta entre nível socioeconômico e gravidade do acidente. Naturalmente, um país com normas mais rígidas, com vistoria e supervisão periódica das aplicações das radiações minimiza a chance de ocorrência de acidentes radiológicos (Turai et al., 2000; Nenot, 2009).

6.1 ACIDENTES EM RADIOLOGIA INDUSTRIAL

De acordo com dados levantados pela IAEA e a UNSCEAR, a área de radiologia industrial é onde se concentra o maior número de acidentes (UNSCEAR, 2008). A IAEA atribui esta estatística ao fato de que são poucos os países membros que dispõe de infraestrutura adequada para realização de fiscalizações, estabelecimento de protocolos, criação de regulamentações e licenciamento. Além disso, dentro de cada país membro, os padrões de segurança variam muito, mesmo com os padrões de segurança gerais estabelecidos pela Agência (IAEA, 1998).

Quando uma instalação passa por uma fase de licenciamento, é exigido uma série de procedimentos que comprovem a proteção em nível elevado de segurança, ou seja, a instalação deve possuir mais de um mecanismo de prevenção de acidente em caso de falha de algum deles, conforme estabelecido pela ICRP 76. Entretanto, é comum que as instalações desabilitem estes mecanismos ou não façam manutenção. Somados à falta de fiscalização, os acidentes têm grande chance de ocorrência. Por exemplo, o Brasil, entre 1979 a 2000, teve registros de no mínimo 14 acidentes envolvendo fontes de radiologia industrial relatados, sendo as principais causas roubo de fonte ou exposição durante o procedimento de irradiação (Carregado *et al.*, 2001; UNSCEAR, 2008; Ortiz *et al.*, 2000).

Na radiologia industrial, a maior parte das vítimas são trabalhadores que operam os equipamentos, trabalhadores que são da empresa, mas não operam o equipamento (em especial quando há caso de fontes perdidas) e indivíduos do público que encontram fontes órfãs que caem de equipamentos de gamagrafia, ou foram descartadas de forma errônea. Quando ocorre com os trabalhadores, esse tipo de evento costuma ter identificação rápida, além de efeitos biológicos muito perceptíveis em decorrência da energia empregada nas fontes. É comum os indivíduos encontrarem e guardarem no bolso as fontes órfãs e, por consequência, é comum que 30% das vítimas apresentem lesões determinísticas em mãos, dedos, tórax ou região do quadril. Aproximadamente 15% dos acidentes resultam em doses suficientes para causar SAR, especialmente quando ocorrem em salas de irradiação (IAEA,1998; Nenot, 2009).

Já os que ocorrem com fontes órfãs possuem uma magnitude maior, uma vez que faz um número maior de vítimas, e pelo desconhecimento e desinformação, leva-se mais tempo para descoberta, o que atrasa as medidas de ação. Além disso, o modo como se opta realizar a comunicação para a população é um diferencial. Nos casos de Goiânia, Istambul e Samut Prakarn, a notícia de existir um acidente radiológico fez com que a população entrasse em pânico e buscasse por ajuda médica, mesmo aqueles que não estavam diretamente envolvidos no acidente, o que pode causar um congestionamento no sistema de saúde e suporte das vítimas realmente atingidas. É comum que as pessoas associem os acidentes radiológicos ao acidente de Chernobyl e entrem em pânico. Também há relatos de discriminação e isolamento social em virtude do medo de se contaminar ao entrar em contato com as vítimas, demonstrando que o impacto psicossocial de um evento radiológico pode ser tão catastrófico quanto os efeitos biológicos da radiação.

Causas comuns de erros em radiologia industrial se dão por falha na retração da fonte novamente para a blindagem, passando despercebido por erro em procedimento de monitoração de área por parte da equipe, ou seja, erro humano. Essa falha de procedimento pode ser associada a excesso de confiança por parte da equipe, somado à falta de fiscalização, resultando em problemas; os procedimentos são realizados mais rapidamente sem todo o protocolo de segurança, pois comumente é visto como um trabalho a mais, já que todo o material de blindagem, medidores e demais materiais de segurança são pesados e, em geral, não apresentam problemas. Outra causa de acidentes em radiologia industrial é a violação da blindagem da fonte ou do sistema de segurança dos irradiadores de grande porte e a falta de manutenção nos equipamentos e sistemas. A falta de treinamento ou equipe qualificada também é um agravante (IAEA,1998; Ortiz *et al.*, 2000).

6.2 ACIDENTES EM RADIOTERAPIA

Acidentes em radioterapia normalmente são associados a altas doses de radiação administradas indevidamente nos paciente. Entretanto, erros que causam a administração de baixas doses (menores do que a prescrita) podem ser tão problemáticas para o paciente quanto altas doses, pois isso significa um tratamento ineficaz e progresso do câncer. As chances de erro são grandes devido a área ser multidisciplinar (Turai *et al.*, 2000).

A causa mais comum de erro é a calibração inadequada do equipamento de teleterapia, sendo agravada pela quantidade de pacientes afetados. Em geral, tal tipo de erro é ocasionado pela falta de testes de aceitação durante o comissionamento dos equipamentos (IAEA, 2000).

Também podem ocorrer erros por falha de comunicação interna, ou mesmo falta de padrões no momento de interpretação de uma ficha de tratamento. Existe também a ausência de manutenção que acarreta falha do equipamento. Este último é um problema recorrente devido ao fato de muitos equipamentos serem importados e a manutenção se encontrar apenas no país de origem, o que acarreta demora na visita técnica, na troca de peças e afins. E casos de descomissionamento e abandono de fonte, que apesar de não aplicáveis para tratamento, ainda armazenam energia suficiente para causar danos não estocásticos, especialmente pelo formato do elemento químico, que costuma ser pó ou pastilha, de fácil contaminação (Ortiz *et al.*, 2000; IAEA, 2000).

Outro ponto de falha comum é irradiar o paciente errado, ou ainda a região errada ou projetar campos de irradiação de forma incorreta. Nos casos de braquiterapia, pode ocorrer o uso de fonte incorreta, ou ainda perda de fonte dentro do corpo do paciente (IAEA, 2000).

De acordo com o estabelecido pela regulamentação *Safety Series 115 International Basic Safety Standards for Protection Against Ionizing Radiation and for the Safety of Radiation Sources,* sempre que ocorre um acidente em radioterapia, é necessário realizar uma estimativa das doses recebidas e indicar medidas cabíveis para auxiliar os envolvidos, evitando novas ocorrências, além de notificar o paciente. Existe uma tolerância de aproximadamente 10% de desvio permitido na distribuição de dose no paciente, acima disso, é obrigatório a investigação das causa (IAEA, 1996).

Os fatos apontam para a necessidade de um número mínimo de profissionais na equipe e com conhecimento adequado e formação específicas para minimizar a chance de erros, seja por desconhecimento do equipamento ou protocolos, ou por sobrecarga de trabalho. É importante destacar que a radioterapia é um serviço que depende exclusivamente da atenção humana, no sentido de conferência de etapas e tarefas que são repetidas diversas vezes, mas que diferenciam de paciente para paciente, sendo necessário mais que uma pessoa para realizar estas etapas, e a falta de comunicação, falta de atenção ou falta de consciência pode levar a erros drásticos.

ACIDENTE RADIOLÓGICO DA CIDADE DO MÉXICO – MÉXICO (1962)

Em março de 1962, na Cidade do México, um acidente ocorreu com uma fonte de cobalto 60 descomissionada inadequadamente. Um menino de dez anos encontrou a fonte, que estava fora de seu contêiner de blindagem que ficava no quintal da casa onde ele morava, por razões que não ficaram muito claras.

Sem estar ciente do perigo que carregava, o garoto guardou a fonte radioativa no bolso por vários dias antes de colocá-la em um armário de cozinha em sua casa. Como resultado, quatro membros da família morreram devido à síndrome aguda das radiações que se seguiu. O menino faleceu em 29 de abril, 38 dias após a exposição; sua mãe, em 19 de julho; sua irmã de dois anos, em 18 de agosto; e sua avó, em 15 de outubro. A exposição à radiação só foi identificada como causa das mortes entre julho e agosto de 1962, revelando a gravidade do acidente.

As doses estimadas de radiação para os quatro membros da família que faleceram variaram de 2 a 5 Gy, indicando níveis extremamente altos de exposição. O pai da família sobreviveu, apresentando sintomas menos graves, com uma dose estimada entre 0,9 a 1,2 Gy.

Esse evento ocorreu por manejo e descomissionamento inadequado de fonte, além da falta de identificação das lesões radioinduzidas.

8

ACIDENTE RADIOLÓGICO DE SANLI'NA – CHINA (1963)

Em 1960, o Instituto de Agricultura de Anhui, localizado na cidade de Hefei, província de Anhui, no leste da China, adquiriu uma fonte de cobalto 60 para pesquisas radiológicas. Essa fonte foi armazenada dentro de um barril de chumbo em terras agrícolas abertas da fazenda associada ao instituto, próximo a um lago, nos arredores da cidade. Com o passar do tempo, os parafusos que fixavam a lata dentro do barril se soltaram e caíram (Gusev, 2001; UNSCEAR, 2008).

No dia 11 de janeiro de 1963, às 14h, um agricultor de 18 anos, enquanto pescava no lago, encontrou o barril de chumbo, retirou a fonte de cobalto 60 do barril e a colocou em sua cesta de peixes. Naquela tarde, por volta das 16h, ao voltar para casa, transferiu a fonte para o bolso esquerdo de sua vestimenta. No dia 20 de janeiro, ao meio-dia, o departamento responsável localizou a fonte em uma caixa na mesa de cabeceira do agricultor. As seis pessoas que viviam na casa foram imediatamente encaminhadas ao hospital para receber atendimento médico (Gusev, 2001; UNSCEAR, 2008).

A fonte, identificada na época como tendo 43 PBq, permaneceu na casa do agricultor por 212 horas e em seu bolso por 52 horas. Além disso, ela foi guardada no bolso esquerdo da calça de seu irmão de sete anos por 18 horas. A dose média de radiação absorvida pelo corpo inteiro do agricultor e de seu irmão foi estimada em 806 Gy e 40 Gy, respectivamente. Ambos faleceram nos dias 23 e 25 de janeiro, respectivamente, devido à ineficácia do tratamento médico. Outras quatro pessoas, que receberam doses de 8, 6, 4 e 2 Gy, respectivamente, sobreviveram após receberem tratamento médico adequado. Dentre esses, dois não se recuperaram completamente dos danos locais, enquanto os outros dois apresentaram uma boa recuperação (Gusev, 2001; UNSCEAR, 2008).

Um estudo de acompanhamento realizado 17 anos após a exposição revelou que estavam totalmente recuperados, com boas condições físicas e mentais, incluindo memória. Os principais efeitos a longo prazo foram lesões na pele e no esqueleto. Não foram observadas mudanças significativas nas lentes dos olhos. O evento em questão ocorreu por armazenamento e supervisão inadequada da fonte.

9

ACIDENTE RADIOLÓGICO DE RIVERSIDE – ESTADOS UNIDOS (1974-1976)

O acidente radiológico de Riverside, Ohio (EUA), entre 1974 e 1976, é um caso de superexposição médica à radiação em tratamento de radioterapia inadequado. Durante um período de 16 meses, 426 pacientes foram tratados com uma unidade de teleterapia de cobalto 60 sem que fosse percebido que a taxa de dose estava sendo subestimada em um fator que variava entre 10 e 45% do valor real (Gusev, 2001; UNSCEAR, 2008).

Essa discrepância originou-se de cálculos de dose incorretos que incluíam uma curva de decaimento errada, além da ausência de calibrações periódicas do equipamento. Como resultado desse erro de calibração, os pacientes receberam doses excessivas de radiação que, após 5,5 meses, representavam uma overdose de aproximadamente 10%, alcançando até 50% no final do período de 16,5 meses. Entre os 183 pacientes que sobreviveram mais de um ano após a exposição, 34% experimentaram complicações severas, algumas das quais resultaram em morte. Após cinco anos do incidente, dos pacientes restantes, 42% ainda sofriam de complicações graves. E 15 anos após o acidente, apenas 10% dos pacientes originalmente afetados permaneciam vivos, com 41% deles apresentando complicações severas. A taxa de complicações variou consideravelmente com a dose absorvida de radiação: pacientes que receberam doses de 50 a 70 Gy apresentaram uma taxa de complicações de aproximadamente 15%, enquanto aqueles que foram expostos a 70 a 90 Gy tiveram uma taxa de complicação próxima de 40% (Gusev, 2001; UNSCEAR, 2008).

As complicações estavam relacionadas ao local original do tumor e à distribuição desses tumores na população de pacientes, sendo que as áreas tratadas do corpo também influenciaram as taxas de complicações; tratamentos na cabeça e no pescoço tiveram taxas de complicações de 12 a 13%, no tórax 16%, no abdômen 18%, e na pelve 29%. As complicações observadas nesses pacientes incluíram reações cutâneas severas com ulceração, reações mucosas com necrose, estenose da faringe e do esôfago, ulceração do estômago e intestino, necrose óssea e mielopatia (Gusev, 2001; UNSCEAR, 2008).

O evento ocorreu em virtude de erros no estabelecimento da curva de decaimento, na falta de calibração na falta de monitoramento do equipamento de teleterapia, de forma a garantir a segurança do paciente e a eficácia do tratamento, sendo importante a necessidade de treinamento contínuo, supervisão e auditoria nos ambientes de terapia radiológica.

10

ACIDENTE RADIOLÓGICO DE BRESCIA - ITÁLIA (1975)

O acidente radiológico de Brescia, ocorrido no norte da Itália, em 13 de maio de 1975, foi desencadeado em uma instalação de irradiação, utilizada para o tratamento de cereais, onde um operador entrou na sala de irradiação sem o dosímetro pessoal com a fonte exposta. A fonte de radiação envolvida no acidente era cobalto 60, e a exposição aguda a essa fonte resultou em efeitos imediatos e graves na saúde do operador, incluindo uma queda rápida nos níveis de glóbulos brancos e linfócitos, além do início de náuseas e vômitos em menos de 30 minutos após a exposição. O curso da doença do operador seguiu um padrão de rápida deterioração pela síndrome aguda das radiações. Após um período latente de aproximadamente seis dias, no qual o paciente experimentou uma febre inicial, houve uma súbita e acentuada elevação da febre. O paciente veio a falecer 12 dias após a exposição (Gusev, 2001; UNSCEAR, 2008).

O evento ocorreu por falta de atenção do operador e por violações no padrão de segurança em estar portando o dosímetro, o que destaca a necessidade de vigilância contínua, educação e treinamento em segurança radiológica para os profissionais que trabalham com fontes de radiação.

11

ACIDENTE RADIOLÓGICO DE SETIF – ARGÉLIA (1978)

O acidente radiológico da Argélia, ocorrido em 5 de maio de 1978, aconteceu devido a uma fonte de gamagrafia de irídio, de aproximadamente 27 Ci, ter caído de um caminhão a caminho de Setif, que foi posteriormente encontrada por duas crianças de três e sete anos, que brincaram com ela por horas. A avó das crianças, numa tentativa de prevenir conflitos, confiscou o objeto e o escondeu na cozinha, onde permaneceu por cinco a seis semanas, irradiando os membros da família. Os homens da casa, que passavam a maior parte do tempo fora, foram poupados da exposição severa, ao contrário da avó e de quatro jovens mulheres da família, que sofreram a maior parte da irradiação devido ao tempo passado dentro de casa, particularmente na cozinha (Jammet *et al.*, 1980).

As duas irmãs mais velhas, uma delas grávida, frequentavam regularmente a cozinha, permanecendo a distâncias próximas à fonte, enquanto as duas irmãs mais novas passavam tempo no mesmo ambiente fazendo suas tarefas escolares. A exposição resultou uma série de complicações médicas severas para os afetados, com a dose de radiação estimada recebida variando significativamente entre os indivíduos (Jammet *et al.*, 1980).

A descoberta da fonte perdida desencadeou uma operação de busca em grande escala pelas autoridades argelinas, que divulgou imagens das fontes e das possíveis lesões apresentadas por possíveis vítimas na mídia local, e que foram reconhecidas por um médico que estava atendendo a família e culminou na recuperação da fonte 38 dias após o incidente. O diagnóstico dos sinais clínicos de exposição à radiação foi essencial para o encaminhamento dos afetados ao tratamento adequado (Jammet *et al.*, 1980).

Os pacientes foram inicialmente hospitalizados em Setif e Argel antes de serem transferidos para o Instituto Curie, em Paris, enfrentando atrasos que variaram de 2 a 20 dias. Os desafios enfrentados no tratamento desses pacientes foram enormes, dada a natureza prolongada e heterogênea da exposição. Os afetados apresentaram síndromes hemorrágicas e digestivas graves, além de lesões cutâneas severas, especialmente a avó, que sofreu queimaduras de radiação profundas devido à sua proximidade com a fonte. Apesar dos esforços médicos intensivos, incluindo transfusões de sangue e células de fígado fetal, a avó faleceu duas semanas após a recuperação da fonte, sua morte acelerada por complicações pulmonares e hemorragias extensas (Jammet et al., 1980).

O tratamento dos dois jovens foi complexo devido às lesões de pele disseminadas, requerendo intervenções cirúrgicas para evitar amputações. A recuperação hematológica dos pacientes foi um processo lento e árduo, destacando as limitações dos tratamentos disponíveis na época para compensar a deficiência hematológica prolongada (Jammet et al., 1980).

O acidente ocorreu como resultado do erro de manuseio de fontes radioativas, especialmente no contexto industrial, em que é comum a perda de fontes, e destaca a importância de protocolos rigorosos de rastreamento e recuperação para fontes perdidas ou roubadas. A necessidade de conscientização pública sobre os riscos associados a objetos desconhecidos que podem ser fontes de radiação é um trabalho que exige esforços contínuos.

12

ACIDENTE RADIOLÓGICO DE KRAMATORSKI – UCRÂNIA (1980-1989)

Em 1970, ocorreu um incidente significativo na pedreira de Karanski, onde uma fonte de césio-137, usada em um medidor de densidade, se desprendeu do seu equipamento. A perda ocorreu devido a lacunas significativas na cultura de segurança da época, e, apesar dos esforços para localizar a fonte perdida, ela não foi localizada. Na década de 80, com a utilização das pedras extraídas dessa pedreira em diversos projetos de construção civil na Rússia, incluindo a edificação de um estádio olímpico, a fonte radioativa acabou sendo inadvertidamente incorporada na estrutura de um edifício residencial, especificamente na parede que dividia os apartamentos 85 e 52 na rua Gvardeytsiv Kantemirovtsiv, prédio 7, cuja obra foi concluída em 1980 e posto para aluguel (Dergachov, 2005; Mykolaichuk, 2012).

Em 1981, uma jovem de 18 anos, residente do apartamento, desenvolveu leucemia e veio a falecer. No ano seguinte, seu irmão de 16 anos teve o mesmo destino. No final de 1982, a mãe dos jovens também sucumbiu à leucemia. A história se repetiu com outra família que se mudou para o apartamento, resultando em mais perdas devido à exposição à radiação. Foi apenas em 1987, após um pai notar uma marca de queimadura na parede enquanto rearranjava o quarto, que a hipótese de contaminação radioativa foi considerada. A intervenção de um físico, convocado para realizar medições no local, confirmou a presença da fonte radioativa. A investigação subsequente pelo Instituto de Pesquisa Nuclear de Kiev não apenas identificou a origem da fonte como também levou à implementação de medidas rigorosas pela Ucrânia para garantir a segurança dos materiais utilizados na construção civil, responsabilizando a pedreira pela perda inicial da fonte (Dergachov, 2005; Mykolaichuk, 2012).

13

ACIDENTE RADIOLÓGICO DE KJELLER – NORUEGA (1982)

O acidente radiológico no Instituto de Tecnologia de Energia em Kjeller, Noruega, em 2 de setembro de 1982, ocorreu e uma instalação de esterilização de equipamentos médicos. Nesse incidente, um trabalhador de 64 anos, com histórico de hipertensão e angina, entrou na sala de esterilização sob a suposição errônea de que a fonte de cobalto 60estava em uma posição segura. Poucos minutos depois, ele começou a se sentir mal, apresentando dor no peito, um sintoma que inicialmente levantou a suspeita de um infarto do miocárdio, levando à sua admissão em uma unidade de terapia intensiva (Stavem, *et al.*, 1984).

O diagnóstico da exposição à radiação foi complicado pelo fato de o dosímetro do trabalhador estar danificado, tornando a dosimetria incerta. Análises cromossômicas sugeriram que a dose total de radiação no corpo foi de pelo menos 10 Gy, enquanto a ressonância realizada em comprimidos de nitroglicerina que o paciente carregava no momento da exposição indicou uma dose de aproximadamente 40 Gy na região da pelve. Avaliações médicas estimaram que a dose média recebida pela medula óssea foi de cerca de 21 Gy, e a dose no cérebro foi de 14 Gy. Nos dias seguintes à exposição, o paciente experimentou uma série de complicações graves, incluindo febre, diarreia, enfraquecimento progressivo, e insuficiência renal, culminando em sua morte no 13º dia após a exposição (Stavem, *et al.*, 1984).

Esse incidente destaca a importância crítica de sistemas de segurança funcionais em instalações que utilizam radiação, incluindo lâmpadas de aviso e travas automáticas em salas de radiação. O acidente em Kjeller ressalta a necessidade de equipamentos de monitoramento de radiação confiáveis e em bom estado de funcionamento, bem como protocolos rigorosos de segurança para proteger os trabalhadores de exposições acidentais.

14

ACIDENTE RADIOLÓGICO DO REINO UNIDO (1982-1990)

O acidente radiológico ocorrido no Reino Unido, entre 1982 e 1990, ilustra o desafio único e complexo dentro dos incidentes relacionados à radioterapia, devido à natureza da subexposição. Ao contrário da sobre-exposição, que produz efeitos imediatos e visíveis, a subexposição passa frequentemente despercebida, pois não causa efeitos óbvios de radiação, tornando sua identificação particularmente difícil. O verdadeiro impacto desse tipo de acidente só pode ser percebido ao analisar os dados de resultados a longo prazo, como taxas de recorrência e sobrevivência do câncer (Gusev, 2001).

Na instalação em questão, a transição de um sistema de planejamento de tratamento manual para um computadorizado, em 1982, introduziu um erro crítico no cálculo da dose de radiação. Os tecnólogos, acostumados ao método manual, não perceberam que o novo software já ajustava a distância fonte-pele automaticamente, resultando na duplicação do ajuste e, consequentemente, em uma dose prescrita menor que a necessária (Gusev, 2001).

A falta de medidas de controle de qualidade permitiu que o erro persistisse até sua descoberta em 1991, afetando 1045 pacientes com uma subdosagem de 5 a 35%. Uma análise retrospectiva revelou o impacto potencialmente prejudicial dessa subexposição. Entre os pacientes afetados, 492 foram considerados potencialmente prejudicados pela subexposição, com ocorrência de recidiva local do câncer, e em outros 189 casos, não foi possível determinar com certeza o efeito da subdosagem. O efeito da subdosagem mostrou-se específico ao tipo de tumor, destacando-se principalmente em casos de câncer de bexiga e próstata, em que uma redução de 20% na dose pareceu resultar em uma redução de 50% na chance de estar livre da doença após cinco anos. Para pacientes com câncer de colo de útero em estágio II, observou-se uma redução na taxa de cura esperada de 60 a 65% para 46% (Gusev, 2001).

O acidente ocorreu pela falta de controle de qualidade robusto no planejamento e execução da radioterapia. A subexposição, embora menos imediatamente dramática que a sobre-exposição, pode ter consequências igualmente devastadoras, potencialmente resultando em taxas de sobrevivência reduzidas e aumento da mortalidade por câncer.

ACIDENTE RADIOLÓGICO DE CIUDAD JUAREZ – MÉXICO (1983)

O acidente radiológico de Ciudad Juárez, que ocorreu em 1983, no México, destaca-se como um dos eventos mais significativos de contaminação por materiais radioativos fora das instalações nucleares. Esse episódio possui semelhanças com o acidente radiológico de Goiânia, principalmente pela magnitude da contaminação ambiental e humana provocada. No entanto, o acidente de Goiânia é frequentemente considerado mais grave devido ao falecimento de quatro pessoas por Síndrome Aguda de Radiação e pelo fato de a contaminação ter envolvido cloreto de césio. Esta substância, ao ser dispersa no ambiente, levou a uma absorção interna significativa e a lesões teciduais extensas nos indivíduos afetados (CNSNS, 1985).

O incidente começou quando uma unidade de radioterapia de cobalto 60 desativada e não mais utilizada para tratamentos médicos foi vendida como sucata. Sem o conhecimento de sua perigosa carga, a cápsula contendo minúsculas esferas de cobalto 60 foi inadvertidamente misturada com sucata metálica em uma fundição local. Essa fundição, por sua vez, produziu barras de metal reutilizado, que foram distribuídas e utilizadas em construções civis e em peças de mesas e cadeiras comercializadas por toda a região de Ciudad Juárez e em outras cidades do México e Estados Unidos (CNSNS, 1985). A Figura 9 ilustra o tamanho comparativo dessas pequenas esferas.

Figura 9 – Comparação do tamanho das pequenas esferas de cobalto

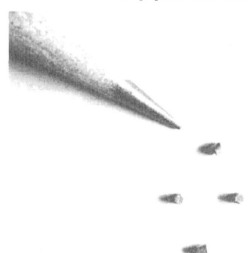

Fonte: CNSNS (1985)

A consequência desse evento foi a dispersão não intencional de material radioativo por uma área abrangente, afetando residências, locais de trabalho e espaços públicos. Devido à ampla dispersão, a concentração de material radioativo e a taxa de dose em cada item fundido resultou em níveis de exposição não letais. A situação só veio à tona quando um caminhão transportando material contaminado inadvertidamente passou próximo ao laboratório de Los Alamos, no Novo México, ativando os sensores de radiação do local. A Autoridade Nuclear Mexicana conduziu uma investigação abrangente, que permitiu rastrear a origem da contaminação. Descobriu-se então que a pessoa que havia vendido o material contaminado para o ferro-velho era um segurança da clínica responsável pelo descomissionamento da fonte radioativa (CNSNS, 1985).

Autoridades de saúde e agências de proteção ambiental trabalharam juntas para identificar e recuperar o material radioativo disperso, um processo complicado e demorado que envolveu a demolição de estruturas contaminadas. Esse evento ocorreu pela falta de procedimentos de segurança adequados na venda e reciclagem de equipamentos médicos obsoletos, e principalmente por falha no descomissionamento da fonte, o que permitiu que a capsula de cobalto entrasse inadvertidamente na cadeia de suprimentos de materiais de construção. A partir desse evento, passou a vigorar regulamentações mais rigorosas e de uma conscientização maior sobre a manipulação de materiais radioativos, tanto dentro quanto fora do setor nuclear. Além disso, o acidente destacou a importância da educação e do treinamento para trabalhadores e gestores de sucata, que podem se deparar com materiais perigosos em seu trabalho diário. Alguns países instalam sistemas de detecção e procedimentos de emergência para a identificação de fontes descartadas inadequadamente, a fim de prevenir a dispersão e exposição inadvertidas (CNSNS, 1985).

16

ACIDENTE RADIOLÓGICO DE CASABLANCA – MARROCOS (1984)

O acidente radiológico de Marrocos teve início na noite de 18 para 19 de março de 1984, quando uma fonte de gamagrafia de irídio 192, com atividade de 6 × 10^11 Bq usada para avaliação de soldas, desapareceu, sendo redescoberta apenas em 26 de junho, 80 dias depois, período aproximadamente correspondente à meia-vida física do radionuclídeo (74 dias) (Gusev, 2001; Croft, 2008).

A fonte foi levada para casa por um homem que trabalhava no local, possivelmente atraído por sua aparência ou potencial valor. Sua residência, localizada nos subúrbios de Casablanca, era composta por três pequenos quartos, onde ele morava com sua esposa, seus quatro filhos, os avós das crianças e um primo. A fonte radioativa foi colocada em uma prateleira próxima à cama do casal e lá permaneceu durante todo o período antes de o acidente ser reconhecido (Gusev, 2001; Croft, 2008).

O primeiro a mostrar sintomas relacionados à exposição foi o pai, que dormia mais próximo da fonte. Um mês após a introdução da fonte na casa, ele começou a sofrer de sangramentos nasais, náuseas, vômitos e diarreia, exibindo rapidamente alopecia e eritema na coxa direita, que logo evoluíram para lesões necróticas. Apesar de procurar um médico, o homem não revelou suas lesões cutâneas e recebeu apenas medicamentos sintomáticos. Sua condição piorou rapidamente, e ele faleceu em 3 de maio, 44 dias após o início da exposição, provavelmente devido a um sangramento pulmonar massivo e súbito (Gusev, 2001; Croft, 2008).

Na sequência, outros membros da família começaram a sucumbir aos efeitos radioinduzidos; dois filhos foram atendidos ambulatorialmente por vômito e febre, e, juntos da mãe e os outros filhos, foram hospitalizados em Casablanca sob a suspeita de um estado tifoide, sendo tratados sem sucesso com antibióticos. A filha mais nova morreu em 14 de maio, a mãe — que estava grávida — em 19 de maio, e os três filhos restantes nos dias 21, 23 e 24 de maio, todos após episódios de sangramento volumoso. Além do núcleo familiar imediato, outros membros da família que permaneceram na casa mas não dormiram no quarto para onde a fonte foi deslocada, incluindo o avô, a avó e um primo, também foram expostos em graus variáveis. A avó e o primo, que passaram mais tempo no quarto, apresentaram sinais de aplasia grave e foram eventualmente enviados para tratamento médico em Paris, juntos do avô, que apresentava sinais menos graves de exposição (Gusev, 2001).

A fonte foi localizada e controlada mais de 11 semanas após sua introdução na casa, e somente após a realização de autópsias e análises de tecido, a origem radiológica das mortes começou a ser considerada. Especialistas da França foram convocados, e a fonte foi finalmente identificada, pondo fim a um dos mais trágicos acidentes radiológicos em ambiente doméstico (Gusev, 2001; Croft, 2008).

O evento ocorreu em virtude do manejo inadequado de fontes radiológicas e da importância de sistemas de segurança robustos, treinamento apropriado para aqueles que trabalham com materiais radioativos e conscientização pública sobre os riscos da radiação. Além disso, pode-se perceber que há uma grande dificuldade de diagnosticar a exposição radiológica, especialmente quando os sintomas se assemelham a condições médicas mais comuns.

OS EVENTOS RADIOLÓGICOS COM O THERAC-25 – ESTADOS UNIDOS (1985-1987)

Os acidentes envolvendo o Therac-25 representam alguns dos episódios mais trágicos na história da radioterapia, evidenciando a importância da integração segura entre software e hardware em equipamentos médicos. O Therac-25, um acelerador linear desenvolvido pela Atomic Energy of Canada Limited (AECL) e CGR MeV, foi associado a pelo menos cinco acidentes graves nos Estados Unidos e Canadá entre 1985 e 1987, resultando na morte de três pacientes devido a lesões por radiação (Leveson, 1995; Leveson, 1993).

Um aspecto comum a todos esses acidentes foi a falha na integração entre o software e o hardware do sistema, especificamente em como o software lidava com as entradas e modificações feitas pelos operadores. Em um caso notório em Tyler, Texas, em 7 de abril de 1986, a máquina foi configurada para emitir um feixe de raios X de 25 MeV, mas devido a uma edição rápida de parâmetros pelo operador e uma falha do sistema em reconhecer essas mudanças em tempo real, um feixe de elétrons de 25 MeV foi disparado com uma corrente muito superior à esperada. Estima-se que a dose de radiação aplicada foi de aproximadamente 165 Gy em cerca de 1 segundo, concentrada em uma área de 1 centímetro (cm) de diâmetro (Leveson, 1995; Leveson, 1993).

Esses acidentes revelaram uma série de deficiências no design e na segurança do Therac-25. O sistema permitia que os operadores reiniciassem a máquina após uma falha sem uma compreensão clara do problema subjacente. Isso foi demonstrado em março de 1986, também em Tyler, Texas, quando um paciente experimentou sensações de choque elétrico e queimadura durante o tratamento, levando a lesões graves e, eventualmente, à sua morte após meses de sofrimento. Em Marietta, Georgia, e em Hamilton, Ontário, Canadá, pacientes também sofreram superexposições à radiação levando a efeitos biológicos severos, desde dor crônica até a necessidade de intervenções cirúrgicas extremas, como a amputação de membros e colocação de enxertos (Leveson, 1995; Leveson, 1993).

A falta de detecção e compreensão imediatas dos erros de dosagem contribuiu para a gravidade desses acidentes. A análise dos acidentes com o Therac-25 conduziu a avanços e surgimento de novas regulamentações acerca da compreensão da necessidade de práticas rigorosas de segurança em software médico. Esses eventos levaram ao desenvolvimento de padrões mais rigorosos para a verificação e validação de software em equipamentos médicos, enfatizando a importância da redundância de segurança, da transparência nas mensagens de erro e da educação e treinamento adequados para os operadores.

ACIDENTE RADIOLÓGICO DE GOIÂNIA – BRASIL (1987)

O acidente de Goiânia, segundo a Agência, foi o acidente radiológico mais catastrófico ocorrido até o momento, em decorrência da sua característica única de contaminação e quantidade de pessoas expostas e contaminadas com o cloreto de césio 137. Uma clínica de radioterapia da cidade de Goiânia havia mudado de endereço em 1985, e deixou um equipamento de teleterapia nas antigas instalações, que lá ficou por aproximadamente dois anos — aqui vale ressaltar que, ao contrário do que muitas matérias na internet propagam, se tratava de um equipamento de radioterapia, e não raios X. Máquinas de raios X, como visto anteriormente, não possui elemento radioativo em seu interior, e entender essa diferença é fundamental para evitar a propagação de medo infundado.

Em 13 de setembro de 1987, dois catadores de sucata invadiram o local, encontraram a peça e levaram para casa na esperança de vender o chumbo que tinha dentro do equipamento. Ao realizar o desmonte da peça, acabaram perfurando a selagem da fonte de césio e se contaminando com o pó, que é altamente solúvel em água e umidade, aderindo à pele com facilidade. Durante a noite, ambos apresentaram os sintomas prodrômicos. No dia seguinte, eles venderam o chumbo com a fonte para um ferro velho, cujo dono ficou encantado com o brilho azul da peça no escuro. Achando tratar-se de um material raro e místico, compartilhou sua descoberta com diversas pessoas, dando fragmentos do pó de césio para amigos e família. Muitas pessoas desenvolveram sintomas prodrômicos, porém, ao irem ao médico receberam o diagnóstico de intoxicação alimentar. Após cerca de duas semanas, a esposa do dono do ferro velho, que suspeitava da peça misteriosa, a levou para a vigilância sanitária, que junto de um físico detectaram a contaminação e emitiram o sinal de alerta (IAEA, 1988).

Como o pó de césio foi facilmente dispersado, muitas pessoas apresentavam alto grau de contaminação interna e externa, além da contaminação ambiental, sendo necessárias medidas de apoio intensas para solucionar o problema e acalmar a população que estava em pânico. Quatro pessoas acabaram desenvolvendo SAR a nível gastrointestinal e morreram cerca de um mês depois da contaminação, sendo elas a esposa, sobrinha e dois funcionários do dono do ferro velho. Ele também desenvolveu SAR, mas conseguiu se recuperar. Muitas outras vítimas acabaram desenvolvendo lesões radioinduzidas e precisaram de tratamento, tal como pode ser observado na Figura 10, uma das vítimas relata ter pegado um fragmento do pó de césio e esfregado na mão para ver a consistência do material (IAEA, 1988).

Figura 10 – Lesão radioinduzida na mão quatro meses após a exposição

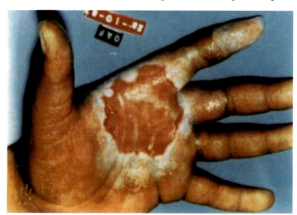

Fonte: IAEA (1998)

No caso de Goiânia foi realizado um experimento para descontaminação interna com o corante azul da Prússia, que apontou ótimos resultados e pode ser empregado em outros casos se necessário (IAEA, 1988).

A IAEA atribuiu como causa do acidente principalmente o fato de não haver relato para a Comissão Nacional de Energia Nuclear (CNEN) do Brasil frente ao descomissionamento da fonte, sendo de desconhecimento de todos a existência dela nas ruínas da antiga instalação. Também foi atribuído culpa à CNEN por não ter realizado a fiscalização periódica da documentação, pois no período de dois anos, esse fato poderia ter sido notado e o problema evitado. A IAEA também pontuou a importância de confecção de fontes de radiação de material vitrificado, de modo a impedir contaminação em larga escala como ocorreu nesse caso em um eventual acidente futuro (IAEA, 1988).

19

ACIDENTE RADIOLÓGICO DE SAN SALVADOR – EL SALVADOR (1989)

O acidente ocorrido em San Salvador envolvia um irradiador de grande porte para esterilização de materiais médicos. Durante o procedimento de irradiação, a fonte de cobalto 60 ficou presa entre as caixas de produtos dentro da sala. O operador observou que houve uma falha no equipamento que não permitia a fonte retornar para a piscina de blindagem. Ele tentou realizar o procedimento padrão, porém não se tornou efetivo. Além destes procedimentos, ele tentou subir até o telhado e puxar a fonte enroscada pelo cabo de aço de sustentação, o que acabou acarretando uma falha no sensor, que emitiu um sinal ambíguo de fonte blindada e fonte exposta ao mesmo tempo no painel de controle. Para violar esse sistema, ele desativou manualmente o sensor de fonte para conseguir desbloquear o sistema e o mecanismo de intertravamento por sensor de radiação havia sido retirado logo após o comissionamento da instalação. Em seguida, ele desligou a energia elétrica e entrou na sala, violando todos os sistemas de segurança — muito degradados — na tentativa de desprender a fonte das caixas e dar sequência no trabalho juntamente dos outros dois colegas (IAEA, 1990).

Quando questionado pela Agência, o operador que entrou na sala primeiro informou não ter conhecimento dos riscos, pois ele achava que só existia radiação enquanto a energia elétrica estivesse ligada, como ele não usava seu monitor pessoal, não percebeu que estava se expondo e só suspeitou do risco quando viu o brilho azul do efeito Cherenkov na água da piscina após eles terem conseguido destravar o cabo de aço (IAEA, 1990).

Levou aproximadamente uma hora até o surgimento do período prodrômico, no qual os três buscaram por ajuda médica, mas não informaram nenhum supervisor do ocorrido. O hospital apenas emitiu uma nota de que os trabalhadores estavam com intoxicação alimentar. O acidente só foi descoberto seis dias depois durante um procedimento de controle de qualidade (IAEA, 1990).

Os três operadores desenvolveram SAR e o que ficou mais tempo exposto morreu seis meses depois, com uma dose de corpo inteiro estimada em 8 Gy. A Figura 11 mostra efeitos teciduais no pé do operador, onde os níveis de dose chegaram a 30 Gy (IAEA, 1990).

Figura 11 – Pé do operador 26 dias após a exposição

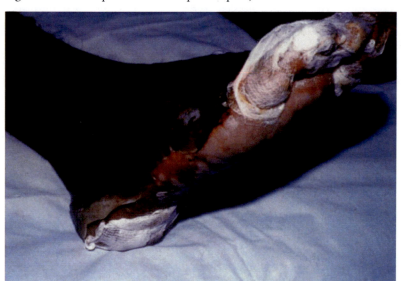

Fonte: IAEA (1990)

O acidente de San Salvador teve como principais causas, de acordo com a Agência, problemas de fiscalização, em especial porque o país não tinha na época um órgão regulamentador, sendo o controle realizado apenas pelo ministério da saúde, o que permitiu que a instalação ficasse degradada por falta de manutenções periódicas, além da falta de supervisão durante os procedimentos e falta de treinamento e capacitação da equipe operacional. As manutenções não eram realizadas pelo fato de o país estar em guerra civil e ter sido deixado de ser atendido pelo fabricante, que ficava no Canadá. Após esse acidente, a IAEA sancionou El Salvador até que os requisitos de segurança para salas de irradiação fossem aperfeiçoados (IAEA, 1990).

20

ACIDENTE RADIOLÓGICO DE SOREQ – ISRAEL (1990)

Em Soreq, o acidente também ocorreu em uma sala de irradiação de materiais médicos de modo muito semelhante ao de San Salvador — inclusive com o mesmo tipo de equipamento. Caixas acabaram travando a fonte de cobalto e gerando sinais ambíguos de fonte exposta e fonte blindada. O supervisor da instalação notificou o problema ao centro de pesquisa nuclear de Soreq, que orientou desligar a energia para parar o alarme de fonte exposta e aguardar. Porém o operador do equipamento, ao chegar, reativou a energia e observou todos os sinais. Sem saber que o supervisor já havia acionado pedido de ajuda, resolveu entrar por conta própria dentro da sala de irradiação para resolver o problema. Ele desabilitou todos os sistemas de segurança e entrou na sala. Cerca de um minuto após a permanência na sala, ele sentiu imediatamente os sintomas prodrômicos e saiu em busca de ajuda (IAEA, 1993).

Ao ser questionado pela IAEA, ele disse que como anteriormente ele já se deparou com erro de alerta falso do detector de radiação, ele optou por acreditar no sinal falso. Ele poderia ter evitado a exposição se tivesse percebido a ausência do efeito Cherenkov na piscina, o que significava que a fonte estava exposta. O operador sofreu um quadro intenso de SAR devido a doses próximas de 20 Gy e acabou morrendo 36 dias depois da exposição. A Figura 12 demonstra efeitos teciduais como epilação, eritema na face e um quadro intenso de mucosite, o que significa que a SAR atingiu o nível de acometimento gastrointestinal, ou seja, irreversível (IAEA, 1993).

Figura 12 – Mucosite e epilação três semanas após a exposição

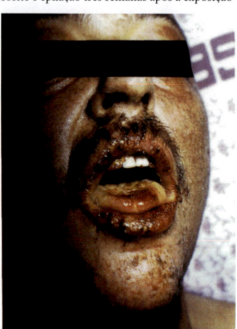

Fonte: IAEA (1993)

O acidente despertou a atenção para os requisitos de segurança disponibilizados pelos equipamentos de irradiação, tal como permitir violações e alarmes conflitantes. Além disso, o manual de segurança não estava disponível no idioma nativo do país, impossibilitando consultas e contribuindo com o evento. Demais orientações e conclusões foram semelhantes ao acidente de San Salvador (IAEA, 1993).

ACIDENTE RADIOLÓGICO DE ZARAGOZA – ESPANHA (1990)

O acidente radiológico de Zaragoza ocorreu no dia 10 de dezembro de 1990, no Hospital Clínico Universitário de Zaragoza, na Espanha. Esse acidente é considerado um dos mais graves envolvendo radiação na história da medicina, e aconteceu em uma máquina de radioterapia do tipo acelerador linear. A causa direta do acidente foi uma falha no sistema de controle da máquina de radioterapia, que levou à exposição dos pacientes a doses de radiação substancialmente mais altas do que as prescritas para o tratamento (três a sete vezes acima do prescrito, a um feixe de 36 MeV) (Gusev, 2001; Arrranz, 2009).

Essa falha no sistema foi atribuída a uma combinação de erro humano e falhas técnicas. Houve um problema no sistema de controle do acelerador linear, que em virtude de uma manutenção malfeita e violação do mecanismo de segurança, o sistema permitia a ocorrência do erro sem que os sistemas de bloqueio impedissem a exposição excessiva, que passou despercebido pela falta de calibração dosimétrica do feixe. Embora no painel ficasse evidente a exposição permanente ao feixe de 36 MeV, indiferentemente do inserido no comando, o técnico de manutenção informou que estava tudo certo e que os operadores poderiam disparar o feixe na faixa desejada, e que apenas o mostrador não estava correto, não se atentando que de fato, o ajuste manteve o feixe do disparo máximo do equipamento (Gusev, 2001; Arrranz, 2009).

Um total de 27 pacientes foram superexpostos durante tratamentos de oncológicos entre 10 e 20 de dezembro de 1990. Sinais de efeitos teciduais radioinduzidos foram observados a partir de 26 de dezembro, e a primeira morte ocorreu posteriormente. Em 28 de fevereiro de 1991, três pacientes morreram e outros sete morreram em 31 de março de 1991. As autoridades espanholas hesitaram em divulgar detalhes do acidente, mas procuraram assistência da Agencia Internacional de Energia Atômica no início de 1991. Um total de 18 pacientes morreram em virtude da superexposição, e os pacientes restantes sofreram graves efeitos teciduais (Gusev, 2001; Arrranz, 2009).

ACIDENTE RADIOLÓGICO DE SHANGAI – CHINA (1990)

O acidente radiológico em Shangai, ocorrido em 24 de junho de 1990, ocorreu em um laboratório equipado com uma potente fonte gama de cobalto 60, destinada à irradiação de medicamentos, uma série de falhas operacionais e técnicas culminou em uma exposição aguda à radiação de sete trabalhadores (Gusev, 2001; UNSCEAR, 2008).

Devido a uma falha no motor, a segunda porta de proteção da sala, que servia como blindagem contra a radiação, estava fora de uso há algum tempo. Isso, combinado com a desativação do sistema de controle principal e o falho intertravamento da porta de segurança, permitiu o acesso inadvertido dos trabalhadores à sala de irradiação. A blindagem metálica fina, que deveria indicar a posição da fonte de radiação, falhou em prover uma indicação visual segura, levando à exposição dos trabalhadores ao cobalto 60 sem qualquer sinal de advertência (Gusev, 2001; UNSCEAR, 2008).

Os trabalhadores sofreram exposição aguda de corpo inteiro a radiações de diferentes intensidades, baseadas em sua proximidade com a fonte. A situação se manifestou rapidamente, com sintomas de enjoo e vômito emergindo dentro de um curto período após a exposição. Esse rápido desenvolvimento de sintomas levou à hospitalização imediata dos afetados (Gusev, 2001; UNSCEAR, 2008).

A reconstrução da dose e as medições biológicas subsequentes revelaram que dois trabalhadores, expostos a doses críticas de 12 e 11 Gy, não sobreviveram, apesar dos esforços médicos. Felizmente, os outros cinco trabalhadores conseguiram se recuperar após receberem tratamento adequado (Gusev, 2001; UNSCEAR, 2008).

Esse evento ocorreu em virtude da falta de manutenção apropriada e verificação regular dos sistemas de segurança em instalações que lidam com materiais radioativos, que comumente são desabilitados propositalmente. A educação contínua em segurança radiológica para todos os funcionários pode garantir que eles estejam equipados para reconhecer e reagir adequadamente a condições de risco.

23

ACIDENTE RADIOLÓGICO DE NESVIZH – BIELORRÚSSIA (1991)

O acidente de Nesvizh ocorreu em um irradiador de grande porte para esterilização de produtos médicos, cujo sistema de transporte era por meio de trilhos suspensos. Em um dado momento, o sistema de transporte travou, e a fim de tentar solucionar o problema, o operador, que era um engenheiro qualificado e com conhecimento sobre os riscos do trabalho, entrou na sala de irradiação, sem notar que a fonte estava exposta — ele estava sem o dosímetro pessoal. Após um minuto de exposição, o operador sentiu os efeitos prodrômicos e foi imediatamente levado ao hospital. A dose estimada de corpo inteiro foi de 15 Gy e o operador morreu 113 dias depois em decorrência da SAR. A Figura 13 demonstra claramente os efeitos teciduais causados pela exposição intensa, além de epilação (IAEA, 1996).

Figura 13 – Eritema de corpo total no 32º dia após a exposição

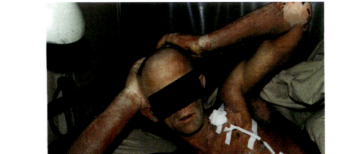

Fonte: IAEA (1996)

Quando a Agência buscou informações a respeito do acidente, o operador deu informações muito difusas sobre o que ocorreu exatamente, em especial pelas contradições das descrições fornecidas por outros trabalhadores e as observações feitas pelos físicos da IAEA. A suspeita é que o operador tenha acionado a blindagem da fonte, mas para agilizar o serviço, tenha automatizado a exposição para que retomasse assim que o congestionamento fosse liberado, contornando todos os sistemas de segurança do equipamento, o que acabou ocorrendo antes do previsto. Pelo conflito de informações e pelo conhecimento do operador, a IAEA levanta a possibilidade de acionamento de exposição intencional por parte do auxiliar que estava no comando enquanto o operador se deslocava dentro da sala, pois, exceto o congestionamento, os testes realizados no equipamento não apontaram falhas ou inadequações. O operador relata não ter ouvido nenhum alerta sonoro de dentro da sala em decorrência dos ruídos do sistema de ventilação e mecanismos. A conclusão da IAEA é que os protocolos de segurança não foram seguidos, e que os recursos de segurança das salas de irradiação devem ser aprimorados (IAEA,1996).

24

ACIDENTE RADIOLÓGICO DE XINZHOU – CHINA (1992)

O acidente radiológico de Xinzhou, ocorrido em novembro de 1992, na província de Shanxi, norte da China, ocorreu quando um agricultor encontrou uma barra cilíndrica de aço contendo cobalto 60 durante a demolição de uma sala de irradiação. Inadvertidamente e desavisado do perigo que a barra representava, ele colocou o objeto no bolso de sua jaqueta (Gusev, 2001; UNSCEAR, 2008).

Após experimentar náuseas e vômitos na tarde do mesmo dia, o agricultor foi hospitalizado, mas faleceu em 2 de dezembro de 1992, ilustrando a gravidade de sua exposição. Seu pai e irmão, que o haviam acompanhado ao hospital, também foram vítimas da radiação e morreram nos dias subsequentes. A esposa do agricultor, procurando assistência médica devido à suspeita de contaminação radiológica, foi diagnosticada com Síndrome Aguda das Radiações após análises confirmarem a presença de danos em seus linfócitos periféricos (Gusev, 2001; UNSCEAR, 2008).

Após as autoridades de Shanxi realizarem buscas da fonte, descobriu-se que ela havia sido inadvertidamente descartada em uma lixeira após cair do bolso do agricultor no hospital. Após intensa busca, a fonte foi finalmente localizada e seguramente armazenada em um repositório temporário de resíduos radiativos. As medições realizadas indicaram que a barra cilíndrica de aço continha uma fonte de cobalto 60 com atividade de 4×10^{11} Bq, revelando o elevado risco associado à exposição. A reconstrução dos eventos sugeriu que o agricultor, seu irmão e pai receberam doses de radiação superiores a 8 Gy, enquanto a esposa foi exposta a aproximadamente 2,3 Gy. Além disso, outras 14 pessoas expostas receberam doses superiores a 0,25 Gy (Gusev, 2001; UNSCEAR, 2008).

O acidente de Xinzhou ocorreu por falha no manejo de materiais radioativos e no descomissionamento adequado, o que ilustra a necessidade de procedimentos rigorosos de segurança e treinamento adequado para aqueles que trabalham em proximidade com tais materiais.

ACIDENTE RADIOLÓGICO DE PENSYLVANIA – ESTADOS UNIDOS (1992)

Em 1992, nos Estados Unidos, um grave acidente radiológico ocorreu durante um procedimento de braquiterapia de alta taxa de dose. O acidente específico envolveu uma fonte de irídio 192 de 16 GBq. A dose prescrita era de 18 Gy, distribuída em três frações. Para o tratamento, foram utilizados cinco cateteres inseridos no tumor, mas houve dificuldade em posicionar a fonte radioativa no quinto cateter. Como resultado, a fonte se desprendeu e permaneceu no paciente, que foi inadvertidamente transportado para uma casa de repouso, onde ficou por quatro dias até que o cateter caísse. Estima-se que o paciente tenha recebido uma dose de 16.000 Gy a 1 cm da fonte, muito além dos 18 Gy prescritos. O erro só foi descoberto quando o cateter, que havia caído e sido descartado como lixo médico comum, acionou um monitor de radiação no incinerador (Gusev, 2001; UNSCEAR, 2008).

Infelizmente, o paciente faleceu pouco tempo após o incidente, com a exposição à radiação sendo um dos principais contribuintes para a causa da morte. Além do paciente, outras 94 pessoas, incluindo indivíduos na clínica, na casa de repouso e em outras áreas, foram expostas à fonte radioativa (Gusev, 2001; UNSCEAR, 2008).

Esse acidente ocorreu por falhas críticas de segurança e manutenção na braquiterapia. A necessidade de verificações regulares do equipamento, treinamento adequado para os profissionais de saúde envolvidos e mecanismos de resposta rápida em caso de incidentes são fundamentais para evitar a repetição de eventos nessa magnitude

26

ACIDENTE RADIOLÓGICO DE TAMMIKU – ESTÔNIA (1994)

O acidente de Tammiku ocorreu com o roubo de uma fonte que permanecia em um depósito. A fonte era uma cápsula de césio 137 que havia sido encontrada abandonada e foi destinada para um depósito. De acordo com a IAEA, isso ocorreu após a dissolução da União Soviética (URSS), em que muitos registros de fontes se perderam e seus destinos acabaram incertos (IAEA, 1998).

Nesse acidente, três irmãos invadiram o depósito e desabilitaram os sistemas de segurança, em busca de materiais que pudessem ser valiosos. Ao mexer em um dos cofres, um dos irmãos encontrou o cilindro pequeno de metal, que era a cápsula de césio 137, e guardou no bolso do casaco. Poucos minutos após ele ter pegado a fonte, começou a apresentar os sintomas prodrômicos. Eles foram para casa, deixaram as sucatas no quintal e a fonte de césio dentro de uma gaveta na cozinha, o que acabou levando à exposição de outros membros da família. O irmão que guardou a fonte no bolso desenvolveu um quadro severo de SAR, falecendo quatro dias após a exposição. Porém não foi associada de imediato a causa da morte com a exposição a fonte. Quando outro irmão foi ao hospital com lesões teciduais severas nas mãos é que foi percebido que se tratava de um caso de exposição intensa à radiação. A Figura 14 mostra as lesões sofridas pela exposição (IAEA, 1998).

Figura 14 – Lesão radioinduzida nas mãos sete semanas após a exposição

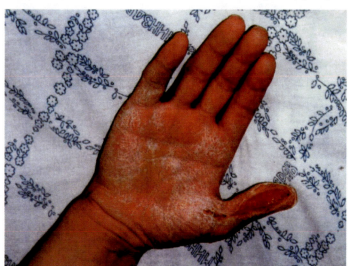

Fonte: IAEA (1998)

Segundo as investigações da IAEA, as equipes que realizavam conferências de segurança na instalação foram realizar vistoria e perceberam sinais de arrombamento e uma redução no nível de radiação de fundo do local, mas não notificaram ninguém a respeito. A Agência pontuou como esse acidente ilustra a gravidade de ausência de registro de fontes. A Estônia corrigiu todos os pontos levantados pela IAEA após o acidente (IAEA, 1998).

ACIDENTE RADIOLÓGICO DE GILAN – IRÃ (1996)

O acidente de Gilan ocorreu quando operadores de radiologia industrial faziam imagens de pontos de soldas de tubos durante a madrugada e, no momento de recolher o equipamento, a fonte que deveria ter sido retraída para dentro da blindagem acabou caindo em uma vala de modo despercebido. Como a vala ficava no chão e os operadores estavam a 6 metros de altura, não foi identificado a perda da fonte com o medidor, além de existir um muro de concreto entre a vala e os operadores. Eles supuseram que a fonte havia retornado para dentro da estrutura do equipamento irradiador. Um trabalhador de outro departamento que passava pela região encontrou a fonte de irídio 192 e guardou no bolso do macacão e, após uma hora e meia, sentiu os efeitos prodrômicos. Suspeitando ser da peça, ele a jogou novamente na vala. Os operadores identificaram a perda da fonte e a localizaram. O trabalhador que havia guardado a fonte no bolso relatou ao supervisor estar passando mal e explicou o ocorrido (IAEA, 2002).

Apesar da rápida identificação e solução do problema, em decorrência dos efeitos biológicos apresentados pelo trabalhador que encontrou a fonte, foi optado por acionar a IAEA para auxiliar no tratamento do operador. Foi estimado que ele recebeu uma dose de corpo inteiro de 2Gy, e na região do tórax de aproximadamente 10Gy, a Figura 15 mostra o aspecto da lesão tecidual (IAEA, 2002).

Figura 15 – Lesão radioinduzida após 15 dias da exposição

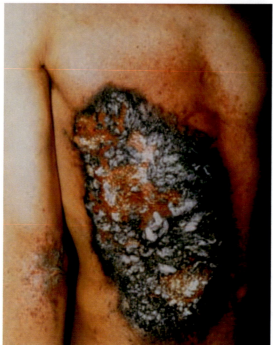

Fonte: IAEA (2002)

A Organização de Energia Nuclear do Irã possuía normativas de segurança radiológica para ambientes de radiação industrial, entretanto, apesar das medidas de segurança e cumprimento dos padrões, o acidente ocorreu mesmo assim, sendo atribuído à falta de manutenção do equipamento (IAEA, 2002).

28

ACIDENTE RADIOLÓGICO DE SAN JOSÉ – COSTA RICA (1996)

O acidente ocorrido na Costa Rica se deu por uma calibração inadequada no momento de troca de fonte do equipamento de teleterapia. O erro no cálculo da taxa de dose resultou em doses aproximadamente 60% maiores nos pacientes tratados. Durante a abordagem da IAEA, não foram localizados na instalação nenhum tipo de registro de calibração do equipamento, condições de trabalho, protocolos, cálculos de rendimento ou mesmo testes de constância. Além disso, ocorreram erros de cálculos de dosimetria que levaram a casos de subdosagem, rebatendo argumentos lançados por oncologistas da instalação como "teríamos notado resultados clínicos" (IAEA, 1998). Foi identificado que o responsável pela dosimetria não possuía nenhuma formação de grau acadêmico exceto participação em alguns cursos. Os pacientes com superdosagem apresentavam condições clínicas catastróficas, inclusive pacientes pediátricos, cuja irradiação do sistema nervoso acarretou necroses e problemas degenerativos. Não houve novos protocolos de segurança implementados pela Costa Rica após o acidente (IAEA,1998).

ACIDENTE RADIOLÓGICO DE YANANGO – PERU (1999)

O acidente de Yanango, muito semelhante ao de Gilan, ocorreu em uma usina hidroelétrica, onde um operador realizava testes em um tubo e precisou ir resolver outro problema durante o procedimento, deixando o equipamento de gamagrafia sem supervisão. O soldador de tubos, que estava fazendo reparos nos tubos, observou o equipamento e, segundo ele relatou para a IAEA, percebeu que a fonte estava caída no chão — não foi identificado o porquê da desconexão da fonte, suspeita-se que o soldador tenha violado a blindagem. Sem saber que se tratava de uma fonte de radiação, ele guardou no bolso da calça e continuou trabalhando até o fim do dia. Ele foi para a casa com a fonte no bolso em um micro-ônibus, acompanhado de outros 15 colegas, e ao chegar em casa, encontrou sua esposa e filhos. Cerca de cinco horas após a exposição, o soldador relatou sentir dor na parte posterior da coxa e foi visitar um médico, que apontou a causa como sendo picada de inseto. Na madrugada do dia seguinte, o operador da gamagrafia, junto do engenheiro e demais profissionais da equipe, foram até a casa dos funcionários da empresa para questionar se algum deles havia encontrado a fonte do equipamento de gamagrafia, pois ele percebeu que, quando ele retornou para continuar fazendo as imagens, ele revelou os filmes e não havia imagem registrada. Quando eles chegaram até a casa do soldador, os níveis de radiação apontados pelos detectores confirmavam a presença da fonte na casa. O operador da gamagrafia conseguiu recuperar a fonte para dentro da blindagem e encaminharam o soldador e sua família para o hospital. O Instituto Nacional de Energia Nuclear do Peru estimou que a dose absorvida na superfície da pele do operador foi de 9.966 Gy (Figura 16). Foram necessárias abordagens de amputação e reconstruções plásticas com enxerto (IAEA, 2000).

Figura 16 – Necrose ulcerativa na região do períneo

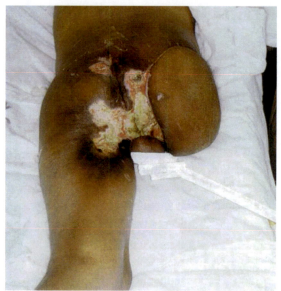

Fonte: IAEA (2000)

A IAEA aponta como potencial causa do acidente o fato de a fonte ser deixada sem supervisão e sem restrição de área, sendo exclusivamente falta de atenção humana ou negligência durante o procedimento no quesito de cumprimento dos padrões, além do desconhecimento do soldador com relação a riscos radiológicos, já que os padrões de segurança estabelecem que todos os indivíduos que trabalham próximos dos locais que há riscos radiológicos devem receber treinamento (IAEA, 2000).

30
ACIDENTE RADIOLÓGICO DE ISTAMBUL – TURQUIA (1999)

O acidente de Istambul ocorreu com duas fontes de cobalto 60 empregada em um equipamento de teleterapia, que estavam dentro de containers e foram descartadas como sucata em um ferro velho. De acordo com a investigação da IAEA, o local que fazia uso da fonte seguiu as regras de descomissionamento estabelecidas pela Autoridade Turca de Energia Nuclear, e ela contratou uma empresa para fazer a exportação da fonte novamente para o fornecedor. Entretanto, a empresa contratada manteve as fontes armazenadas num depósito por cinco anos e não comunicou a autoridade turca de energia nuclear. Quando o depósito ficou sem lugar para armazenar demais objetos, eles venderam para um ferro-velho um dos containers, sem saber o que tinha dentro. Apesar da sinalização com o trifólio, as pessoas não sabiam o que significava (IAEA, 2000).

As pessoas do ferro velho abriram o container e acabaram se expondo à radiação. Um total de dez pessoas que frequentaram o ambiente do ferro velho desenvolveram sintomas prodrômicos e seis acabaram desenvolvendo a SAR. Inicialmente, os sintomas foram atribuídos a causas alimentares e somente quatro semanas depois, quando começaram a surgir efeitos teciduais, é que um dos médicos do hospital suspeitou que fossem lesões radioinduzidas e alertou as autoridades. A Figura 17 mostra uma necrose nas extremidades dos dedos de uma das vítimas que tocou a fonte com as mãos (IAEA, 2000).

Figura 17 – Lesão radioinduzida nos dedos 14 meses após a exposição

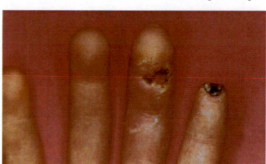

Fonte: IAEA (2000)

Cerca de 404 pessoas buscaram atendimento médico com medo de uma possível contaminação, como o ocorrido em Goiânia. Entretanto, como não houve violação da selagem da fonte, não houve disseminação do conteúdo. Apenas 18 pessoas tinham lesões ou sintomas da SAR, as quais foram hospitalizadas e tratadas. Pelas doses serem no máximo até 3 Gy, não houve mortes registradas. O outro container nunca foi localizado (IAEA, 2000).

A IAEA pontuou, nesse caso, a importância do cumprimento do Report 115, no sentido de que todo país deve possuir uma infraestrutura adequada para que todos os requisitos de proteção radiológica e segurança de fonte sejam aplicados, mas principalmente para que seja possível tomar medidas legais quando ocorre um acidente. A autoridade turca de energia nuclear passou por todos os centros de radioterapia após o acidente para fazer verificações gerais de possíveis chances de ocorrência de um acidente similar (IAEA, 2000).

ACIDENTE RADIOLÓGICO DE LIA – GEORGIA (2000)

O acidente de Lia ocorreu com duas fontes de estrôncio 90, utilizadas em geradores termoelétricos de radioisótopos, que estavam abandonadas em uma floresta. Três lenhadores da região que trabalhavam cortando lenha na floresta encontraram as fontes e, por ser uma noite fria e não saberem que se tratava de fontes radioativas, resolveram pegar as fontes e usar como aquecedor pessoal enquanto acampavam. Cerca de três horas e meia após o contato com as fontes, os homens começaram a desenvolver o sintoma prodrômico, mas atribuíram à alimentação. Cerca de duas semanas após a exposição, eles apresentavam sensação de queimação e dor nos locais em que estavam em contato com as fontes, buscando ajuda médica. Com base nos relatos, eles foram diagnosticados com SAR e o alerta foi emitido. As doses de corpo inteiro variaram entre 1,3 e 3,1 Gy, e os três apresentaram lesões teciduais, como pode ser observado na Figura 18 (IAEA, 2014).

Figura 18 – Lesão radioinduzida nas costas 41 dias após a exposição

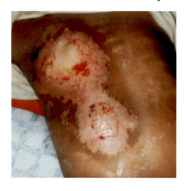

Fonte: IAEA (2014)

A IAEA atribuiu como causa principal desse acidente o fato de que quando a União Soviética se dissolveu, perdeu-se o rastreamento de diversas fontes radioativas. Acredita-se que algumas dessas fontes foram descartadas em rios durante o verão. No inverno, com a redução do nível da água, essas fontes tornaram-se visíveis no leito do rio, em uma região remota. A recuperação dessas fontes, conduzida pela IAEA, mostrou-se uma tarefa extremamente desafiadora. Após esse evento, a IAEA empreendeu uma extensa missão de busca por fontes radioativas na Geórgia, detectando mais de 300 fontes espalhadas por diversas regiões, as quais foram posteriormente recolhidas.

As fontes não possuíam sinalização com trifólio. E, assim como no caso de Goiânia, apontaram que é de extrema relevância a existência de equipe médica capacitada em reconhecer lesões radioinduzidas (IAEA, 2014).

ACIDENTE RADIOLÓGICO DE SAMUT PRAKARN – TAILÂNDIA (2000)

O acidente de Samut Prakarn ocorreu em virtude de uma fonte de teleterapia, descartada incorretamente, ser roubada por um grupo de catadores de sucata. Uma instalação de radioterapia de Bangkok que não possuía licença do Escritório de Energia Atômica da Tailândia para a Paz, possuía alguns equipamentos de teleterapia. Quando as fontes precisaram ser trocadas, a instalação transferiu as fontes usadas para um armazém em Samut Prakarn, que não era adequado para esse tipo de armazenamento, além de não ser uma instalação licenciada, logo a existência dessas fontes era desconhecida pelos órgãos regulamentadores (IAEA, 2002).

As pessoas que invadiram o armazém roubaram algumas sucatas e o cabeçote de teleterapia, levando para casa na expectativa de desmontar e conseguir algum dinheiro. De acordo com a IAEA, o cabeçote possuía a sinalização com o trifólio, entretanto as pessoas não conheciam o símbolo, e as outras informações estavam escritas em outro idioma. Dois dos indivíduos levaram para um ferro velho e desmontaram a peça, quando a cápsula de cobalto caiu no chão sem que eles percebessem. Após esse evento, todas as pessoas que frequentavam o espaço começaram a apresentar os sintomas prodrômicos e buscaram assistência médica. Os médicos do hospital reconheceram os sintomas como oriundos de exposição à radiação e deram o alerta para o órgão nacional. Felizmente, não houve violação da fonte, sendo apenas o risco relacionado à exposição. Seis das dez pessoas receberam doses de corpo todo de aproximadamente 6 Gy e quatro de aproximadamente 2 Gy. Além da SAR, todos os expostos desenvolveram lesões teciduais (Figura 19) (IAEA, 2002).

Figura 19 – Mão de uma das vítimas que tocou a fonte com a mão oito semanas após a exposição

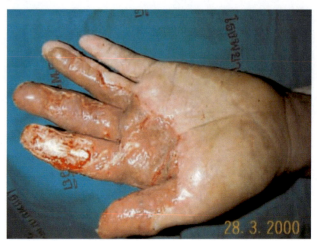

Fonte: IAEA (2002)

A principal causa atribuída ao acidente de Samut Prakarn foi uma importação e descarte que passou de forma despercebida pelo órgão nacional, além do fato de Agência Tailandesa não fazer a supervisão adequada nas instalações do país. A IAEA solicitou que as normas do país fossem adequadas de forma mais restritiva. Apesar dos pontos negativos, as ações de emergência adotadas pelo país foram muito efetivas no geral, em partes pela semelhança com o acidente de Goiânia acontecido previamente a esse evento, ajudando no reconhecimento rápido do evento (IAEA, 2002).

ACIDENTE RADIOLÓGICO DE MEET HALFA – EGITO (2000)

O acidente de Meet Halfa ocorreu como consequência do descarte incorreto de uma fonte de gamagrafia feita de irídio 192 que foi encontrada por um agricultor, que a levou para casa onde residia com esposa, irmã, dois filhos e duas filhas. A fonte ficou armazenada na residência por sete semanas, pelo fato de que os membros acharam que se tratava de algo muito valioso. A fonte ficou na residência de 5 de maio a 26 de junho. Não foi possível saber as doses com precisão pelo longo tempo de exposição e porque a fonte era realocada de tempos em tempos, mas o que se concluiu em investigações posteriores é que a taxa de dose a 1 metro da fonte era de 150 mSv/hora (Shabon, 2012; Dergachov, 2005).

O evento resultou na morte de um dos meninos de nove anos por insuficiência da medula óssea (dose estimada de 6Gy) e extensas lesões da pele, e na morte do pai de 60 anos da mesma causa (dose estimada de 8 Gy). Os outros membros da família apresentavam lesões semelhantes, identificadas pelo hospital que admitiu os membros como lesões decorrentes de exposição à radiação e o Ministério da Saúde Pública do Egito e a Autoridade de Energia Atômica foram alertados e tomaram as medidas para recuperação de fonte e tratamento das vítimas sobreviventes. A Figura 20 ilustra lesão radioinduzida nas mãos da esposa (Shabon, 2012; Dergachov, 2005).

Figura 20 – Mão de uma das vítimas, com necrose radioinduzida

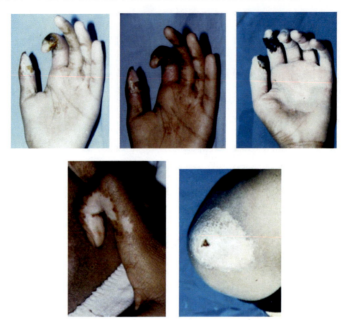

Fonte: Shabon (2012)

Foi apontado pela Autoridade de Energia Atômica do Egito como causa do acidente a falta de implementação de cultura de segurança e protocolos de checagem por parte da empresa proprietária da fonte para minimização de erro humano, e falta de descomissionamento correto (Shabon, 2012).

34

ACIDENTE RADIOLÓGICO DE BYALYSTOK – POLÔNIA (2001)

O acidente ocorrido na Polônia se deu por uma perda de energia transitória que causou o desligamento automático do acelerador linear durante o tratamento de um paciente. Ao reiniciar o equipamento, o paciente seguiu sendo tratado e outros quatro pacientes também, todas do sexo feminino tratando câncer de mama. Durante a exposição, dois pacientes relataram sensação de queimação, então foi interrompido o tratamento e realizado verificações para identificar o que houve. O pico de energia danificou o sistema de monitoramento de dose do acelerador linear e os pacientes acabaram por desenvolver lesões radioinduzidas graves, como mostrada na Figura 21, que geraram problemas posteriores e necessidade de intervenção cirúrgica (IAEA, 2004).

Figura 21 – Reparação cirúrgica de lesão radioinduzida na mama

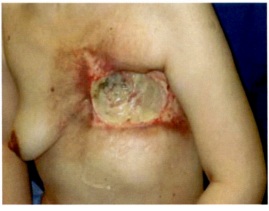

Fonte: IAEA (2004)

Após esse acidente, o Ministério da Saúde da Polônia, conforme orientações da IAEA, implementou a diretiva Euratom 97/43 para melhorar os quesitos de segurança do país, além de exigir o cumprimento das recomendações da Sociedade Europeia de Oncologia e Radioterapia e, também, a norma 241 da Agência Nacional de Energia Atômica da Polônia, na qual se estabelece a implementação de programas de garantia de qualidade para que se inclua a dosimetria do feixe antes de retomar o tratamento após queda de energia, além da necessidade de um modo de garantir energia estável em locais com instabilidade de rede (IAEA, 2004).

ACIDENTE RADIOLÓGICO DO PANAMÁ (2001)

O acidente ocorrido no Panamá é relacionado ao problema de inserção de blocos de chumbo com o objetivo de colimar o feixe de radiação durante a programação do tratamento. O sistema de planejamento permitia apenas a inserção de quatro blocos por região, porém durante o planejamento, foi realizado manualmente a inserção de um bloco a mais, o que acarretou, por consequência, em erro no software e no aumento da dose recebida por 28 pacientes em decorrência do aumento do tempo de tratamento. O computador não lançou nenhuma notificação de erro e foi utilizado desta forma por sete meses até a descoberta do problema, que só foi percebido pela apresentação dos efeitos biológicos pelos pacientes, tal como diarreias persistentes, necrose, ulcerações, anemias, entre outros. Não houve novos protocolos de segurança implementados pelo Panamá após o acidente (IAEA, 2001).

CONSIDERAÇÕES FINAIS

Os acidentes radiológicos resultam como consequências de falhas humanas, processuais e de equipamentos, normalmente envolvendo mais de um fator. Muitos estão relacionados a um controle regulatório ineficaz, ou até mesmo inexistente. O controle regulatório de um país é que determina os critérios de importação, registro, posse, uso e descarte das fontes, além de estabelecer as normas para cobrar treinamentos e capacitações de funcionários e trabalhadores e manutenções periódicas. A ausência de um controle regulatório é a maior causa de acidentes causados por fontes órfãs.

Os procedimentos ineficazes também são problemáticos e podem ser adotados por empregados com menos instrução ou até mesmo pelos bem instruídos, seja por possuírem treinamento insuficiente, por não serem capacitados para exercer função, ou pela falta de supervisão interna, em que o operador fica livre para quebrar os protocolos de segurança.

A falta de manutenção resulta em equipamentos precários, desgastados ou quebrados, que podem acarretar acidentes graves e falha total do equipamento.

Mesmo que todas as exigências sejam atendidas, ainda existe o fator humano que pode causar tomada de decisões erradas, o que pode ser agravado com condições estressantes, como trabalho noturno, sobrecarga, ambiente com ruído e uso de substâncias como álcool ou outras drogas.

Todos os acidentes poderiam ter sido evitados se os procedimentos de segurança tivessem sido adotados, pois é possível observar que em muitos casos houve violação dos procedimentos de segurança e falta de supervisão.

É importante que as notificações de acidentes sejam feitas o quanto antes, e para que isso seja possível, deve-se existir equipe médica qualificada para identificação de lesões e atendimento de vítimas.

Os casos de acidentes em radioterapia e fontes órfãs atingem número grande de pessoas e levam tempo até ser descoberto, enquanto que na radiologia industrial, os acidentes são descobertos de forma rápida mas são quase sempre fatais. Estes eventos auxiliaram com avanços nos designs dos equipamentos para evitar novos acidentes.

Por fim, pode-se perceber que o desconhecimento do símbolo da radiação também é um potencial agravante, principalmente em casos de radiologia industrial e fontes órfãs, mostrando a necessidade de educação da população frente à riscos radiológicos.

Todos os pontos aqui levantados levam à conclusão de que algumas medidas podem ser consideradas como de prevenção a acidentes de forma geral, sendo a principal delas o estabelecimento de regulamentações nacionais por cada país membro da ONU com base nas publicações da IAEA, e principalmente que haja medidas de supervisão e fiscalização do uso das fontes e condições das instalações de forma rígida por parte destes órgãos. Além disso, é crucial que a instalação que faz utilização de fontes ou geradores de radiação mantenha um programa de educação continuada com o objetivo de minimizar o impacto do fator humano na tomada de decisões frente a uma emergência.

REFERÊNCIAS

ANDREUCCI, R. **Radiologia Industrial**. São Paulo: São Paulo, 2014.

ARRANZ, L. Leçons tirées de l'accident d'un accélérateur linéaire de l'hôpital de Saragosse le 5 décembre 1990: organisation de la physique médicale et de la radioprotection en Espagne. **Radioprotection**, France, v. 44, n. 4, p. 405-416, 2009.

BUSHONG, S. C. **Ciência radiológica para Tecnólogos**: Física, Biologia e Proteção. Rio de Janeiro: Elsevier, 2010.

CARREGADO, M. A.; TRUJILLO CERDA, L. **Accidentes e Incidentes en el área nuclear ocurridos en américa latina y el caribe**. Argentina: CNEA 2001.

CNEN – COMISSÃO NACIONAL DE ENERGIA NUCLEAR. **A Energia Nuclear – 3ª Edição**. Rio de Janeiro: Ministério da Ciência e Tecnologia, 2012.

CNSNS – Comisión Nacional de Seguridad Nuclear Salvaguardais. **Accidente por Contaminación con Cobalto-60 México 1984**. Secretaria de Energia, Minas e Industria Paraestatal. 1985.

CROFT, J. R. **Orphan Sources**: Consequences, Regaining control and Learning the Lessons. National Radiological Protection Board, 2008.

DERGACHOV, O. **Security and Non-Proliferation**. Scientific and Technical Center on Export and Import of Special Technologies, Hardware and Materials. Kiev, 2005.

GUSEV, I. A.; GUSKOVA, A. K.; METTLER, F. A. **Medical Management of Radiation Accidents**. Washington: CRC Press LLC, 2001.

IAEA – INTERNATIONAL ATOMIC ENERGY AGENCY. **Accidental Overexposure of Radiotherapy Patients in Bialystok**. Viena, 2004.

IAEA – INTERNATIONAL ATOMIC ENERGY AGENCY. **Accidental overexposure of radiotherapy patients in San Jose, Costa Rica.** Viena, 1998.

IAEA – INTERNATIONAL ATOMIC ENERGY AGENCY. **Categorization of Radioactive Sources.** Safety Guide n. RS-G-1.9. Vienna, 2005.

IAEA – INTERNATIONAL ATOMIC ENERGY AGENCY. **Convention on Assistance in the case of a Nuclear Accident or Radiological Emergency.** Informativo Circular 336/86. 18 de novembro de 1986.

IAEA – INTERNATIONAL ATOMIC ENERGY AGENCY. **Criteria for use in preparedness and response for a nuclear or radiological emergency:** General Safety Guide. Vienna, 2011

IAEA – INTERNATIONAL ATOMIC ENERGY AGENCY. **Identification of Radioative Sources and Devices. Technical Guidance** – IAEA Nuclear Security Series n. 5. Vienna, 2007.

IAEA – INTERNATIONAL ATOMIC ENERGY AGENCY. **International Basic Safety Standards for Protection Against Ionizing Radiation and for the Safety of Radiation Sources.** Safety Series n. 115. Vienna, 1996.

IAEA – INTERNATIONAL ATOMIC ENERGY AGENCY. **Investigation of an Accidental exposure of Radiotherapy patients in Panama.** Viena, 2001.

IAEA – INTERNATIONAL ATOMIC ENERGY AGENCY. **Lessons Learned From Accidental Exposures in Radiotherapy.** Safety Report Series n. 17. Vienna, 2000.

IAEA – INTERNATIONAL ATOMIC ENERGY AGENCY. **Lessons Learned From Accidents in Industrial Radiography.** Safety Report Series n. 7. Vienna, 1998.

IAEA – INTERNATIONAL ATOMIC ENERGY AGENCY. **Radiation Safety in Industrial Radiography.** Safety Guide n. SSG-11. Vienna, 2011

IAEA – INTERNATIONAL ATOMIC ENERGY AGENCY. **The radiological Accident in Chilca.** Viena, 2018.

IAEA – INTERNATIONAL ATOMIC ENERGY AGENCY. **The radiological Accident at the irradiation facility in Nesvizh**. Viena, 1996.

IAEA – INTERNATIONAL ATOMIC ENERGY AGENCY. **The radiological Accident in Gilan**. Viena, 2002.

IAEA – INTERNATIONAL ATOMIC ENERGY AGENCY. **The radiological Accident in Nueva Aldea**. Viena, 2009

IAEA – INTERNATIONAL ATOMIC ENERGY AGENCY. **The radiological Accident in San Salvador**. Viena, 1990.

IAEA – INTERNATIONAL ATOMIC ENERGY AGENCY. **The radiological Accident in Soreq**. Viena, 1993.

IAEA – INTERNATIONAL ATOMIC ENERGY AGENCY. **The radiological Accident in Ventanilla**. Viena, 2018.

IAEA – INTERNATIONAL ATOMIC ENERGY AGENCY. **The radiological Accident in Yanango**. Viena, 2000.

IAEA – INTERNATIONAL ATOMIC ENERGY AGENCY. **The radiological Accident in Goiania**. Viena, 1988.

IAEA – INTERNATIONAL ATOMIC ENERGY AGENCY. **The radiological Accident in Istambul**. Viena, 2000.

IAEA – INTERNATIONAL ATOMIC ENERGY AGENCY. **The radiological Accident in Lilo**. Viena, 2014.

IAEA – INTERNATIONAL ATOMIC ENERGY AGENCY. **The radiological Accident in Samut Prakarn**. Viena, 2002.

IAEA – INTERNATIONAL ATOMIC ENERGY AGENCY. **The radiological Accident in Tammiku**. Viena, 1998.

IAEA – INTERNATIONAL ATOMIC ENERGY AGENCY. **The International Nuclear and Radiological Events Scale User's Manual**. Viena, 2008.

IRD – INSTITUTO DE RADIOPROTEÇÃO E DOSIMETRIA. Ionizing Radiation Metrology. **Congresso Brasileiro de Metrologia das Radiações Ionizantes**, 2014.

JAMMET, H.; GONGORA, R.; POUILLARD, P.; LE GO, R.; PARMENTIER, N. FRY, S. A. (ed.). (1980). **1978 Algerian accident**: four cases of protracted whole-body irradiation. United States: Elsevier North Holland, 1979.

LEVESON, N. G; TURNER, C. S. An Investigation of the Therac-25 accidents. **Computer**, [s. l.], v. 26, n. 7, p. 18-41, 1993.

LEVESON, N. G. **Software**: System Safety and Computers – Medical Devices: The Therac-25. Addison-Wesley, 1995.

MYCOLAICHUK, O. **Report on Nuclear and Radiation Safety in Ukraine**. State Nuclear Regulatory Inspectorate of Ukraine, 2012.

NENOT, J. C. Overview of the Radiological Accidents in the World, updated December 1989. **Int J. Radiat. Biol**, [s. l.], v. 57, n. 6, p. 1073-1085, 1990.

NENOT, J.C. Radiation accidents over the last 60 years. **J. Radiol. Prot.**, [s. l.], v. 29, p. 301-320, 2009.

NENOT, J.C. Radiation Accidents: lessons learnt for Future Radiological Protection. **Int. J. Radiat. Biol**, v. 73, n. 4, p. 435-442, 1998.

OKUNO, E.; YOSHIMURA, E. **Física das Radiações**. São Paulo: Oficina de Textos, 2010.

ORTIZ, P. ORESEGUN, M. WHEATLEY, J. Lessons from Major Radiation Accidents. Keynote of International Congress of the International Radiation Protection Association. Japão, 2000.

PIERRE Curie - Nobel lecture. [2018]. Disponível em: https://www.nobelprize.org/uploads/2018/06/pierre-curie-lecture.pdf. Acesso em: jun. 2024.

SHABON, M.H. Health Effects Sequence of Meet Halfa Radiological Accident after Twelve Years. XI Radiation Physics & Protection Conference, 25-28 november, 2012. Nasr City, Cairo, Egito, 2012.

STAVEM, P.; BROGGER, A.; DEVIK, F.; FLATBY, J.; VAN DER HAGEN, C. B.; HENRIKSEN, T.; HOEL, P. S.; HOST, H.; KETT, K.; PETERSE, B. Lethal Acute Gamma Radiation Accident at Kjeller, Norway Report of a Case. **Acta Radiologica Oncology**, v. 24, n. 1, p. 61-3, 1985.

TURAI, I. VERESS, K. Radiation Accidents: Occurrence, Types, Consequences, Medical management and The Lessons to Learned. **CEJOEM**, v. 7, n. 1, p. 3-14, 2000.

UNSCEAR - UNITED NATIONS SCIENTIFIC COMMITTEE ON THE EFFECTS OF ATOMIC RADIATION. Volume I: Sources and effects of ionizing Radiation – Report to the General Assembly with Scientific Annexes, 2008.

WHEATLEY, J. **IAEA's Radiation Events Database**. Report IAEA CSP—7/CD. Vienna, 2001.